Liebe Leserin, lieber Leser!

Jeder kennt die Rücken-, Schulter- oder Nackenschmerzen durch das viele Sitzen im Büro oder Kopfschmerzen oder gereizte Augen durch die Tätigkeit am Bildschirm. Aber auch im Dienstleistungssektor kämpfen viele genauso mit Überlastungen und Verspannungen durch schwere hebende Arbeiten wie z. B. in den Pflegeberufen. Auch andere Berufssparten wie Kellner, Friseure und alle anderen, die den ganzen Tag viel gehen oder stehen, benötigen einen Ausgleich, um den überanstrengten Bewegungsapparat dauerhaft beschwerdefrei zu halten.

Die vielseitigen, individuellen Möglichkeiten der vorgestellten Übungsideen in diesem Ratgeber aus den Bereichen Lockerung & Mobilisation, Kräftigung, Dehnung, Entspannung sowie Stabilität und Balance werden schnell und effektiv Ihre Vitalität, Gesundheit sowie Ihr Wohlbefinden im Berufsleben wie auch privat steigern. Viele der vorgestellten Übungen sind schnell und einfach durchzuführen und finden zwischendurch oder in jeder Mittagspause Platz.

Um Ihnen den Einstieg und das dauerhafte Fortführen des täglichen Trainings zu erleichtern, habe ich Ihnen am Ende des Buches vier Trainingspläne ausgearbeitet. Sie sollten auf alle Fälle mit dem Start-up-Plan beginnen, die darauffolgenden Pläne zeigen Ihnen weitere Übungsvarianten, die sich in der Intensität langsam steigern. Die Trainingspläne sind so ausgelegt, dass sie stimmig sind für Vielsitzer wie auch für Berufstätige, die viel stehen oder gehen.

Besonders interessant sind hierzu die Seiten 116 und 117. Diese zeigen auf, welche berufsspezifische Übungen Sie zusätzlich zu Ihrem Trainingsplan nutzen können, um die Programme sinnvoll zu ergänzen. Darüber hinaus empfehle ich Ihnen, wann immer Ihnen danach ist, die im Laufe der Zeit kennengelernten Lockerungen & Mobilisationen, Dehnungen und Entspannungen in der Arbeit oder daheim zu wiederholen.

Sicherlich wird es Tage geben, an denen Sie wenig motiviert sind, die Übungen zu absolvieren. Es gibt immer Ausreden und angeblich Dinge, die viel wichtiger sind. Lassen Sie das Training nicht schleifen, denn Beständigkeit zahlt sich aus. Versuchen Sie sich immer bewusst zu machen, dass Bewegung und die damit verbundenen Anstrengungen keine Arbeit oder ein lästiges Übel sind. Vielmehr bietet Bewegung Ihnen die Möglichkeit, mehr Energie, Kraft, eine deutlich verbesserte Körperhaltung und damit verbunden eine beständige beschwerdefreie und gesunde Lebensqualität auf lange Sicht zu erreichen.

Heikos Coaching-Tipp

Ich werde als Ihr persönlicher Coach Ihr ständiger Begleiter beim Üben sein und werde Sie mit wertvollen Tipps zu Ihrem Training oder mit Hintergrundinformationen optimal unterstützen.

Grundlagen

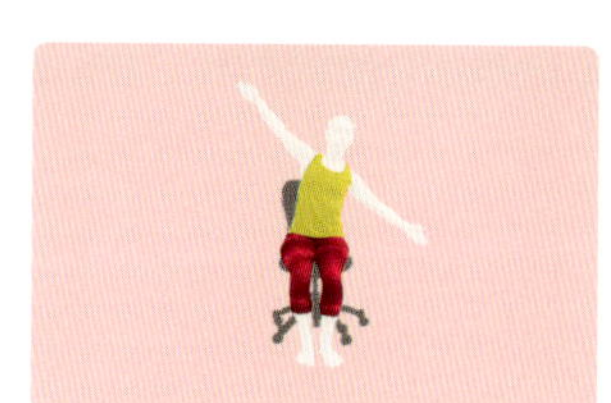

Sie finden in diesem Ratgeber Übungen, die Sie schnell und einfach in Ihre Mittagspause integrieren können oder auch kurz in Ihre Tätigkeit am Arbeitsplatz integrieren können. Ich habe Ihnen die Übungen, die unkompliziert in den Berufsalltag eingefügt werden können, gesondert gekennzeichnet.
Ergänzend habe ich Übungen für Sie ausgewählt, die Sie, daheim vor oder nach der Arbeit ausführen sollten. Natürlich sind auch alle Übungen, die Sie zu Hause durchführen sollen, in der Mittagspause möglich. Die Entscheidung fällt mit den gegebenen Möglichkeiten an Ihrem Arbeitsplatz. Manche Arbeitgeber stellen ihren Mitarbeitern bereits spezielle Räume zur Verfügung, um die Pausen sportlich-aktiv nutzen zu können.

Die Grundlagen und Besonderheiten sowie Tipps und Hinweise zu den verschiedenen Bereichen erläutere ich Ihnen auf den nächsten Seiten. Sie sollten diese, bevor Sie mit den Übungen oder den Trainingsprogrammen beginnen, aufmerksam durchlesen. Nur so können Sie sicher sein, alle Möglichkeiten für ein wirkungsvolles Fit@Work auszuschöpfen.

Lockerung & Mobilisation
Diese aktiven Übungs- und Bewegungstechniken dienen zur Verbesserung der Beweglichkeit in den Gelenken. Je spezifischer die Mobilisationen Ihren arbeitsbedingten Bewegungen entsprechen, umso positiver wirkt sich die jeweilige Übung auf Ihre gesamte Leistungsfähigkeit aus. Führen Sie die Übungen immer langsam und behutsam durch. Eine Mobilisation darf keinen unangenehmen Schmerz verursachen. Während der Übungen atmen Sie ruhig und entspannt.

Kräftigung
In diesem Segment geht es darum, die Muskulatur kraftvoll und gesundheitsorientiert zu stärken. Dabei geht es in erster Linie darum, die Muskelkraftausdauer zu verbessern und nicht darum, große, massige Muskeln aufzubauen.
Trainieren Sie effektiv und erfolgreich! Achten Sie darauf, die Übungen kontrolliert, langsam, konzentriert und muskulär gesteuert auszuführen.
Versuchen Sie, bei allen Kräftigungs-Übungen die Bauch- und Gesäßmuskulatur aktiviert zu halten. Die Bauchmuskulatur aktiviert sich in der Regel automatisch, wenn Sie sich vorstellen, Sie versuchen eine zu enge Jeans zu schließen. Ihre Gesäßmuskulatur aktivieren Sie, indem Sie sich vorstellen, Sie würden eine Walnuss mit Ihren beiden Gesäßhälften knacken wollen. Halten Sie Ihre Schultern immer weit weg von den Ohren. Ihre Knie- und Ellbogengelenke bleiben leicht gebeugt. Führen Sie die Übungen in einem fließenden und gleichmäßigen Bewegungsrhythmus aus. Optimal ist es, wenn Sie bei der Anstrengung ausatmen und beim Zurückgehen in die Ausgangsposition einatmen. Bei statischen (Halte-)Übungen ruhig weiteratmen, während Sie die Spannung über einen vorgegebenen Zeitraum halten.

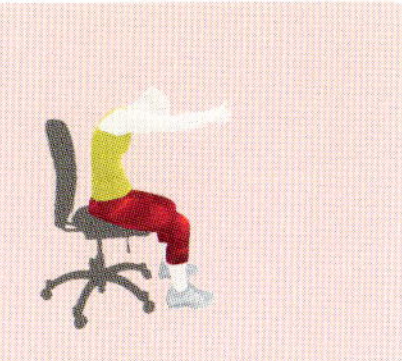

Stabilität & Balance

Unter dieser Rubrik finden Sie eine Vielzahl an Übungen, die das Gleichgewicht schulen und ein besseres Körpergefühl vermitteln. Die Einheiten aktivieren die Tiefenmuskulatur. Eine gut trainierte Tiefenmuskulatur kann der alltäglichen Abnutzungserscheinung entgegenwirken. Die Tiefenmuskulatur wird z. B. durch Balanceübungen aktiviert, verstärken kann man die Aktivierung dieser Muskulatur z.B. durch einen instabilen Untergrund, wie eine gerollte Gymnastikmatte. Stabilitäts- und Gleichgewichtsübungen verbessern darüber hinaus deutlich die Körperhaltung und sind u.a. eine optimale Sturzprophylaxe. Gerade das Tiefenmuskeltraining zeigt schon nach kurzer Zeit deutliche Erfolge. Immer darauf achten, alle Übungen kontrolliert auszuführen. Atmen Sie während der Übungen fließend und gleichmäßig ein und aus. Sie können die Übungen mit Schuhen ausführen, empfehlenswerter und effektiver ist es jedoch ohne Schuhwerk.

Dehnung

In diesem Teil des Ratgebers gebe ich Ihnen Anregungen, verschiedene Muskelgruppen zu dehnen. Das Stretching, wie es im Amerikanischen heißt, soll in jedem Fall ein angenehmes Dehngefühl auslösen. Dehnungen können Verspannungen lösen und sollen Muskelverkürzungen, die zu Beschwerden führen, vermeiden. In den Dehnphasen atmen Sie ruhig und entspannt ein und aus.
Die Position zum Dehnen nehmen Sie langsam und kontrolliert ein. Jede Dehnung halten Sie mindestens 20 Sekunden, bis Sie ein Ziehen – aber keinen Schmerz – spüren, denn nur mit Spannungsgefühl wird die Muskulatur effektiv gedehnt. Achten Sie darauf, die Dehnung zu halten und in keinem Fall nachzufedern. Bei Bedarf wiederholen Sie die jeweilige Dehnübung ein- bis zweimal.

Entspannung

Dieser Abschnitt hilft Ihnen, zu entspannen und Ihre innere Mitte zu finden. Dabei geht es u.a. um Augenentspannung für Menschen, die lange und oft am Computerbildschirm sitzen, aber auch um Methoden, um in stressigen Situationen wieder Boden unter die Füße zu bekommen. Probieren Sie die verschiedenen Übungen in Ruhe aus – das Empfinden und Wirken auf jeden Einzelnen ist teilweise sehr unterschiedlich. Sie werden sicherlich bei der Vielzahl der Übungen die passenden finden, die individuell zu Ihrem Naturell und den jeweiligen Anforderungen passen: Lassen Sie sich dabei von Ihrem Bauchgefühl leiten!

Allgemeine Hinweise

Lesen Sie vor Übungsbeginn die Übungsbeschreibungen genau durch und achten Sie dabei auf die Details. Idealerweise trainieren Sie zu Beginn vor einem Spiegel, damit Sie Ihre Körperposition und Übungsausführung kontrollieren und korrigieren können. Nach einiger Zeit sollten Sie die einzelnen Übungen nochmals nachlesen, um sich zu kontrollieren und eventuell Übungen zu variieren. Bei einigen wenigen Übungen für zu Hause benötigen Sie einen Redondo® Ball (= kleiner weicher und aufblasbarer Gymnastikball) sowie ein Theraband® (Widerstandsband aus Latex) und Handgewichte, alternativ können Sie Kunststoffflaschen, die mit Wasser oder Sand gefüllt sind, verwenden.

Kopfdreher

Diese aktiven Übungs- und Bewegungstechniken dienen zur Verbesserung der Beweglichkeit in den Gelenken. Je spezifischer die Mobilisation Ihren arbeitsbedingten Bewegungen entspricht, umso positiver wirken sich die jeweiligen Übungen auf Ihre gesamte Leistungsfähigkeit aus.

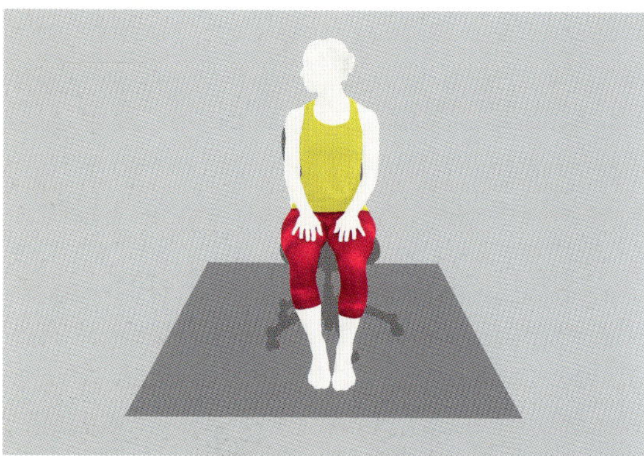

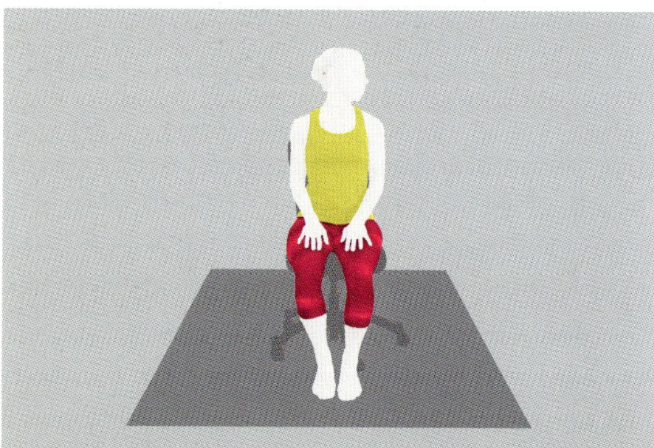

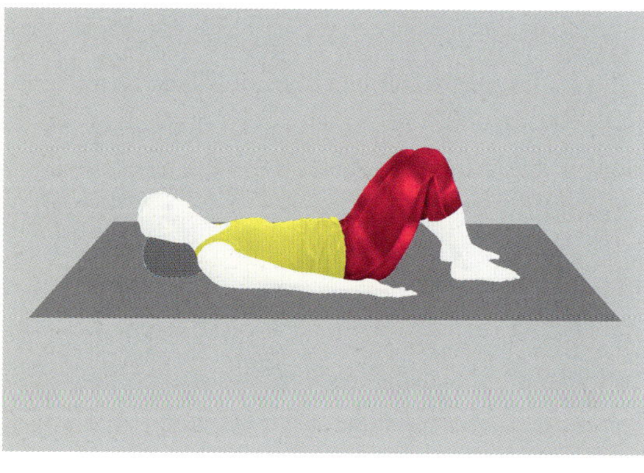

Ausgangsposition

> Setzen Sie sich mit Ihrem Gesäß auf einen Stuhl, die Beine im rechten Winkel.
> Strecken Sie Ihre Wirbelsäule lang, dazu das Brustbein anheben und die Schultern nach unten ziehen.
> Der Blick geht direkt nach vorne.
> Das Becken ist aufgerichtet, Sie spüren deutlich Ihre beiden Sitzhöcker auf der Sitzfläche des Stuhls.

Übungsausführung

> Stellen Sie sich vor, Ihr Kinn liegt auf einer Schiene.
> Drehen Sie nun Ihren Kopf langsam von der Mitte nach rechts, über die Mitte nach links und wieder zurück.
> Halten Sie Ihr Kinn immer auf gleicher Höhe.
> Die Bewegung sieht aus, als wenn Sie im Zeitlupentempo den Kopf schütteln.

> In der Stehenden Position Arme locker hängen lassen.
> Die Beine sind hüft- bis schulterbreit geöffnet, die Knie leicht gebeugt.
> Übungsausführung ist identisch mit der Übung im Sitzen.

Zu Hause können Sie diese Übung bequem auf dem Boden zusammen mit einem kleinen Gymnastikball machen.

Kopfseitneigen

Eine gezielte Mobilisation kann aber auch Abnutzungsschäden des Knorpels verhindern. Führen Sie die Übungen immer langsam durch. Eine Mobilisation darf keinen Schmerz verursachen. Konzentrieren Sie sich während der Ausführung auf den jeweiligen Körperbereich.

Ausgangsposition

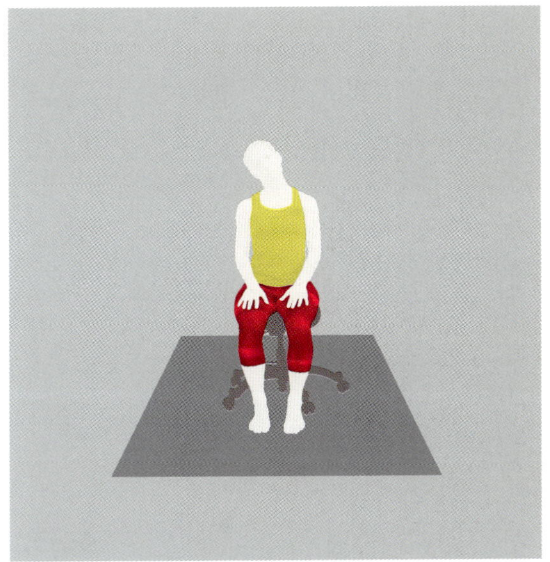

> Setzen Sie sich mit Ihrem Gesäß ganz auf einen Stuhl.
> Die Beine im rechten Winkel, etwa hüftbreit geöffnet und mit der gesamten Fußsohle am Boden aufgestellt.
> Strecken Sie Ihren Rücken lang, dazu das Brustbein anheben und die Schultern nach unten ziehen.
> Der Nacken ist lang, und der Blick geht direkt nach vorne.
> Das Becken ist aufgerichtet, Sie spüren deutlich Ihre Sitzhöcker – die beiden Knochen, die aus dem Gesäß kommen – auf der Sitzfläche des Stuhls.
> Ihre Hände legen Sie entspannt auf die Oberschenkel.

Übungsausführung

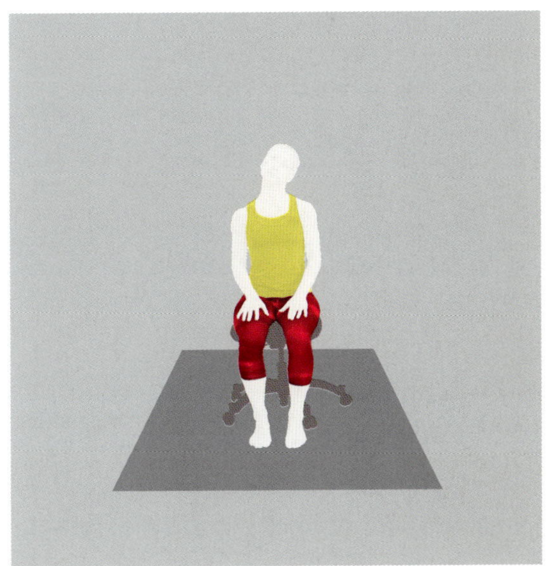

> Neigen Sie nun Ihren Kopf langsam von der Mitte nach rechts, über die Mitte nach links und wieder zurück.
> Halten Sie während der Übungsausführung Ihre Schultern immer nach unten gezogen und das Brustbein aufgerichtet.

> In der Stehenden Position halten Sie Ihren Oberkörper genauso wie oben in der Ausgangsstellung beschrieben.
> Arme locker hängen lassen.
> Die Beine sind hüftbreit.

Kopfnicken

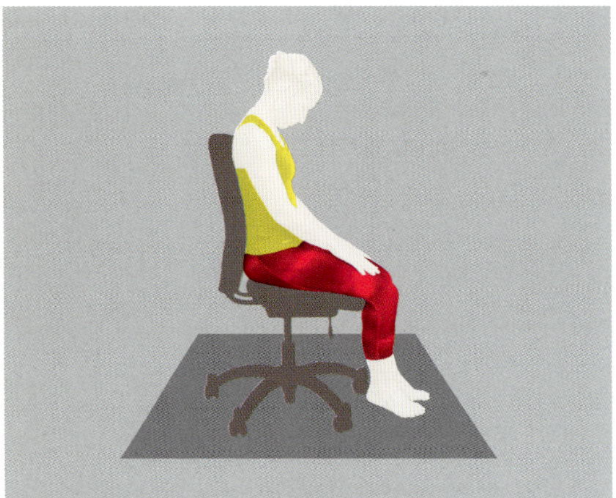

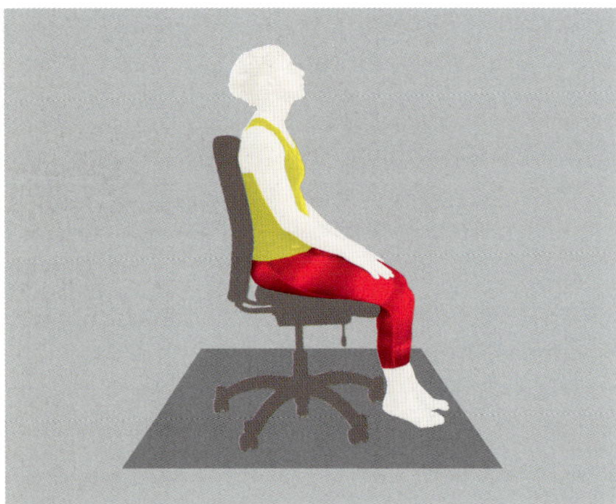

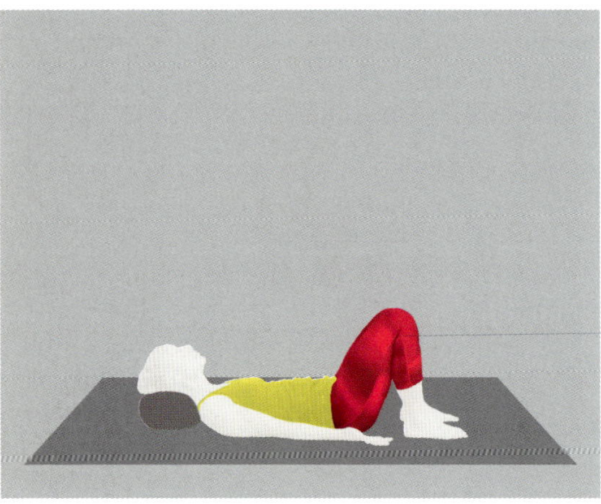

Ausgangsposition

> Setzen Sie sich auf einen Stuhl.
> Die Beine im rechten Winkel aufgestellt.
> Strecken Sie Ihren Rücken lang, dazu das Brustbein anheben und die Schultern nach unten ziehen.
> Der Hals ist lang und der Blick geht direkt nach vorne.
> Ihr Becken ist aufgerichtet.

Übungsausführung

> Neigen Sie Ihren Kopf langsam nach vorne, dabei das Brustbein oben halten und die Schultern weiterhin unten.
> Ihre Blickrichtung geht dabei nach unten und der Nacken wird lang gezogen, Kinn und Brustbein kommen näher zusammen.
> Langsam den Kopf wieder aufrichten und nur etwas in die Überstreckung gehen.
> Ihre Blickrichtung wandert diagonal nach oben.
> Die Bewegung sieht aus, als wenn Sie im Zeitlupentempo nicken würden.

> In der Stehenden Position – Arme locker hängen lassen.
> Die Beine sind hüft- bis schulterbreit geöffnet.
> Übungsausführung ist identisch.

Zu Hause können Sie diese Übung mit einem kleinen Gymnastikball machen. In der Rückenlage. Neigen Sie den Kopf so, dass das Kinn näher an das Brustbein kommt, danach wieder langsam zurück und in eine leichte Überstreckung gehen.

Kopfpendeln

Ausgangsposition

> Setzen Sie sich mit Ihrem Gesäß ganz auf einen Stuhl.

> Die Beine im rechten Winkel, etwa hüftbreit geöffnet, und mit der gesamten Fußsohle am Boden aufgestellt.

> Strecken Sie Ihren Rücken lang, dazu das Brustbein anheben und die Schultern nach unten ziehen.

> Das Becken ist aufgerichtet, Sie spüren deutlich Ihre beiden Sitzhöcker – die Knochen, die aus dem Gesäß kommen – auf der Sitzfläche des Stuhls.

> Den Kopf nach vorne neigen, sodass der Hals-Nacken-Bereich lang wird und die Blickrichtung nach unten geht.

> Ihre Hände legen Sie entspannt auf die Oberschenkel.

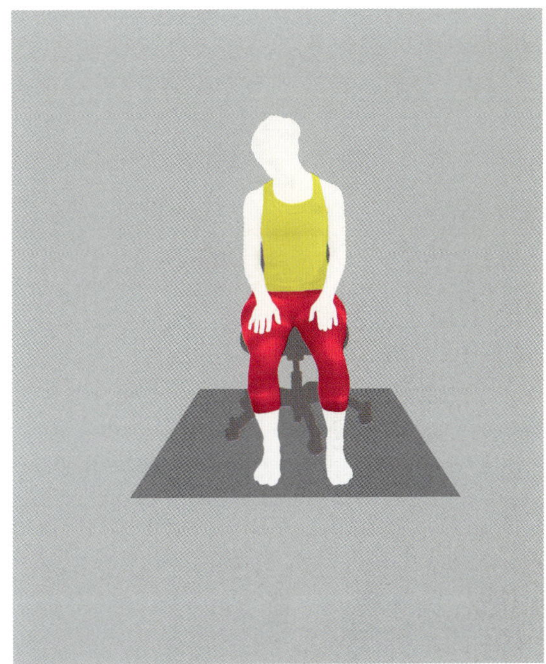

Übungsausführung

> Langsam und kontrolliert den Kopf von einer Seite auf die andere bewegen, von rechts nach links und wieder zurück.

> Ihr Blick bleibt dabei Richtung Boden gerichtet.

> Die Bewegung sieht aus, als wenn Sie mit gesenktem Kopf im Zeitlupentempo verneinend den Kopf schütteln würden.

> In der Stehenden Position halten Sie Ihren Oberkörper genauso wie oben in der Ausgangsstellung beschrieben.

> Arme locker hängen lassen.

> Die Beine sind hüft- bis schulterbreit geöffnet, die Knie leicht gebeugt.

> Übungsausführung ist identisch.

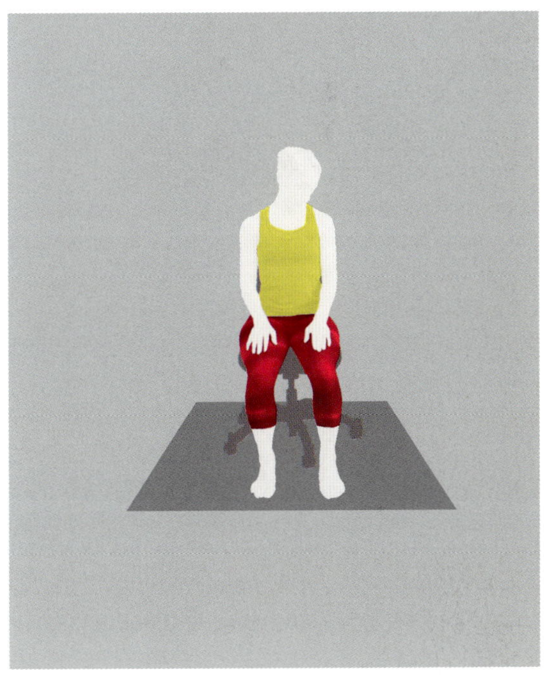

Schwan

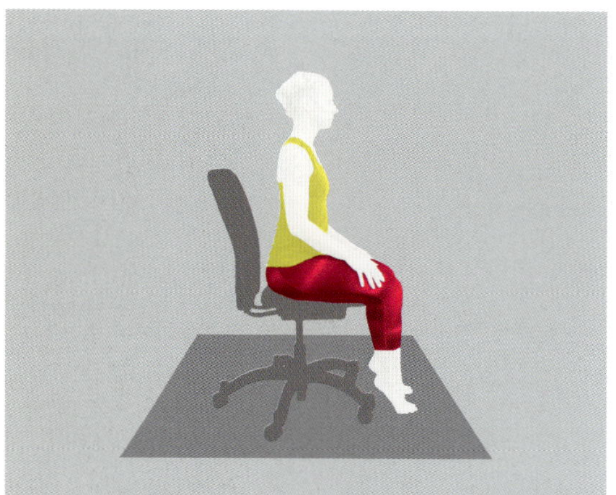

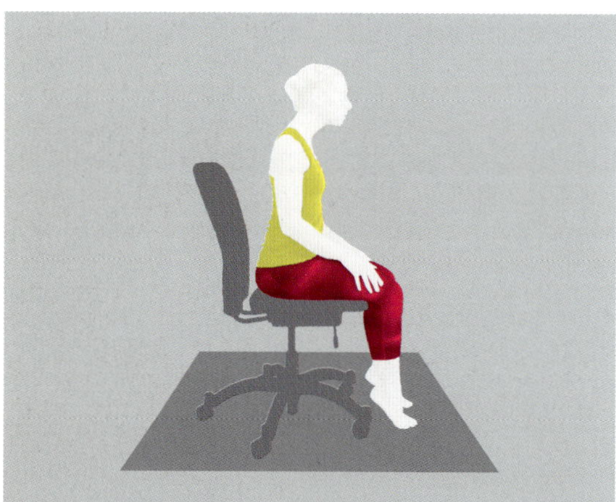

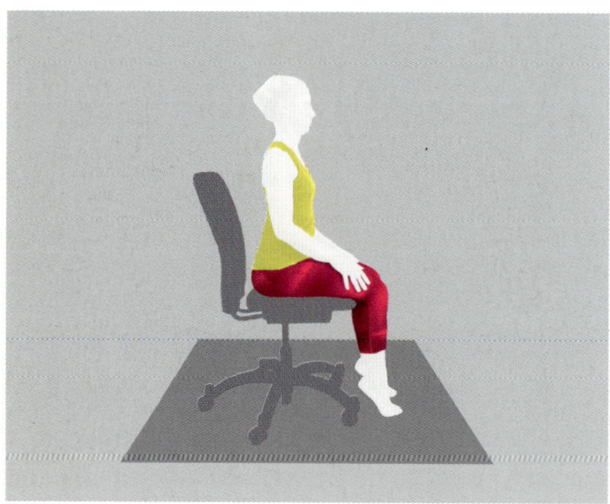

Ausgangsposition

- Setzen Sie sich mit Ihrem Gesäß ganz auf einen Stuhl.
- Die Beine im rechten Winkel, etwa hüftbreit geöffnet, am Boden aufgestellt.
- Strecken Sie Ihren Rücken lang, dazu das Brustbein anheben und die Schultern nach unten ziehen.
- Das Becken ist aufgerichtet, Sie spüren deutlich Ihre beiden Sitzhöcker auf der Sitzfläche des Stuhls.
- Richten Sie Ihren Blick geradeaus.
- Ihre Hände legen Sie entspannt auf die Oberschenkel.

Übungsausführung

- Schieben Sie Ihren Kopf langsam etwas nach vorne.
- Stellen Sie sich vor, Ihre Nase ist ein Stempel und Sie stempeln beim Nach-vorne-Gehen in ein Stempelkissen.
- Dabei wird Ihr Hals lang nach vorne gezogen, wie bei einem Schwan.
- Langsam wieder zurückziehen und über die Ausgangsstellung noch eine kleine Idee weiter zurück, bis sich ein kleines Doppelkinn bildet.
- Auch in der Bewegungsausführung den Blick immer nur geradeaus, nach vorne richten.

- In der Stehenden Position – Arme mit den Händen in der Hüfte abstützen oder locker hängen lassen.
- Ihre Beine sind hüft- bis schulterbreit geöffnet, die Knie leicht gebeugt.
- Die Ausführung ist dann identisch.

Kopfkreisen

Ausgangsposition

> Für diese Lockerung und Mobilisation benötigen Sie einen kleinen aufblasbaren Gymnastikball.

> Begeben Sie sich in die Rückenlage.

> Ihre Beine stellen Sie angewinkelt und etwa hüftbreit auf den Füßen auf.

> Den Ball dort einlegen, wo die Halswirbelsäule in den Kopf einmündet.

> Arme locker neben dem Körper abgelegt und die Schultern entspannt lassen.

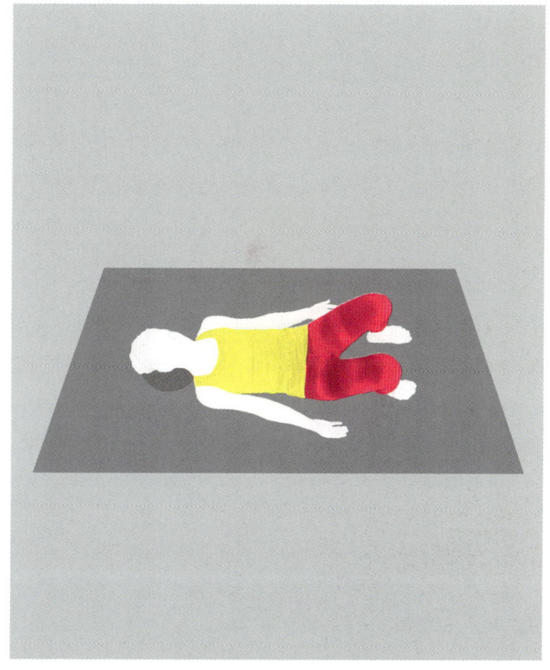

Übungsausführung

> Stellen Sie sich vor, Ihre Nase ist ein Pinsel, und mit diesem Pinsel malen Sie langsam kleine Kreise an die Decke.

> Dabei bewegt sich der Kopf auf dem Ball in langsamen, kreisenden Bewegungen.

> Führen Sie diese Übung gleich oft auch in die andere Richtung aus.

> Darauf achten, dass Kopf und Hals immer in Kontakt bleiben mit dem Ball.

> Sie starten zuerst mit kleinen Kreisen und diese werden während der Übungsausführung etwas größer. Zum Ende hin die Kreise wieder kleiner werden lassen, bis Sie zum Stillstand kommen.

> Bleiben Sie aber bei der langsamen Übungsausführung.

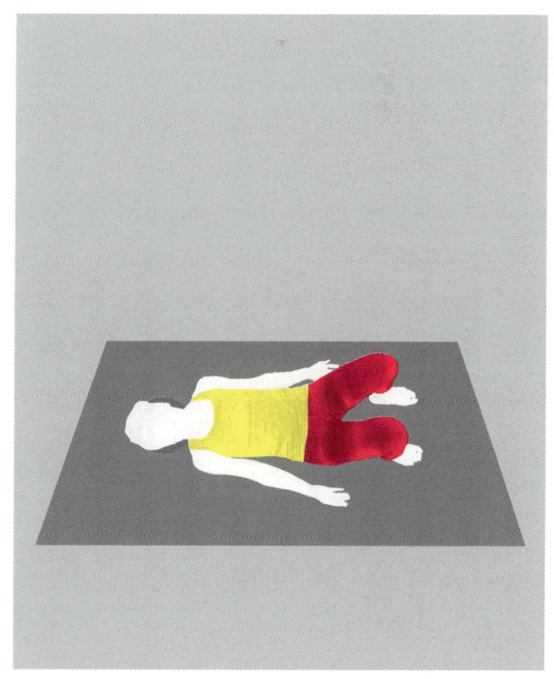

Lockerung & Mobilisation Schultern

Kreisen

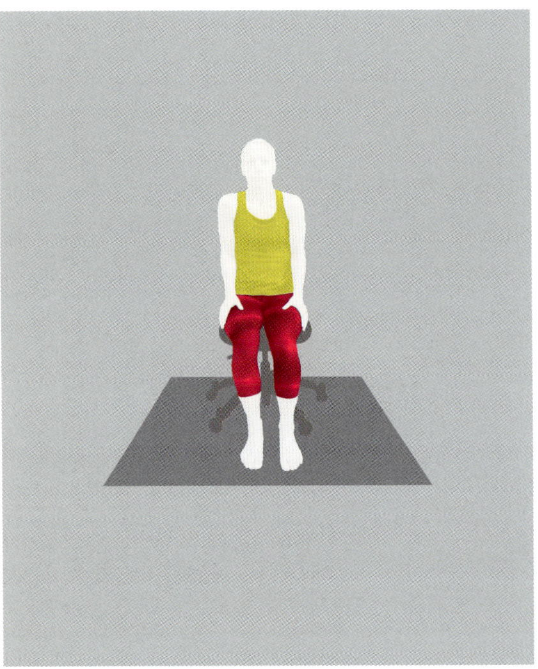

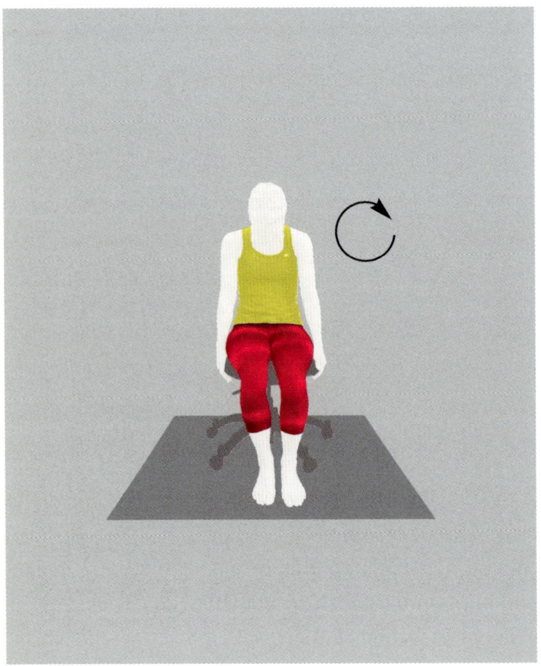

Ausgangsposition

> Setzen Sie sich auf einen Stuhl.

> Halten Sie Ihren Rücken aufrecht, dazu das Brustbein anheben.

> Der Nacken ist lang und der Blick geht nach vorne.

> Das Becken ist aufgerichtet.

Übungsausführung

> Beginnen Sie langsam und bewusst mit Ihren beiden Schultern nach hinten zu kreisen.

> Dabei schieben Sie als Erstes Ihre Schultern nach vorne.

> Heben Sie sie nach oben an und ziehen Sie dann die Schultern wieder nach hinten unten.

> Die Bewegung nach unten besonders betonen.

> Versuchen Sie, die Bewegung fließend durchzuführen.

> Der Oberkörper bleibt während der Übung immer stabil.

> Wollen Sie Ihre Brust- und Halswirbelsäule bei dieser Übung mit einbeziehen, dann neigen Sie den Kopf nach vorne, wenn Ihre Schultern nach vorne gehen.

> In dem Moment, in denen die Schultern nach oben-hinten rollen, richten Sie Ihren Kopf auf und schauen wieder nach vorne.

> In der Stehenden Position – Arme locker hängen lassen.

> Übungsausführung ist identisch.

Heben-Senken

Ausgangsposition

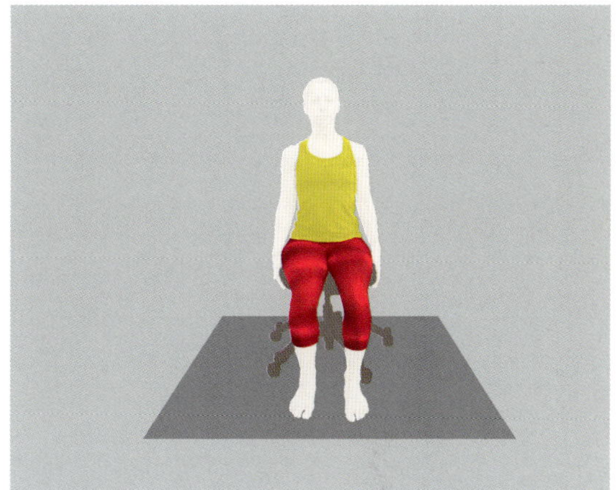

> Setzen Sie sich auf einen Stuhl.
> Die Beine im rechten Winkel, etwa hüftbreit geöffnet, und mit der gesamten Fußsohle am Boden aufgestellt.
> Halten Sie Ihren Rücken aufrecht, dazu das Brustbein anheben.
> Der Nacken ist lang und der Blick geht geradeaus nach vorne.
> Das Becken ist aufgerichtet, Sie spüren deutlich Ihre beiden Sitzhöcker – die Knochen, die aus dem Gesäß kommen – auf der Sitzfläche des Stuhls.
> Ihre Arme lassen Sie locker neben dem Körper nach unten hängen.

Übungsausführung

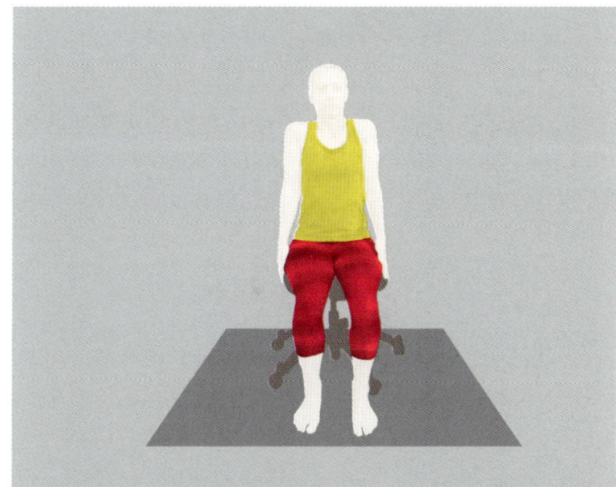

> Heben Sie nun langsam Ihre Schultern nach oben, Richtung Ohren.
> Die Schultern weit nach unten ziehen, als ob jemand mit schweren Händen Ihre Schultern nach unten drückt.
> Versuchen Sie, die Bewegung fließend und langsam durchzuführen.
> Der Oberkörper bleibt während der Übung immer in der gleichen aufrechten Position.

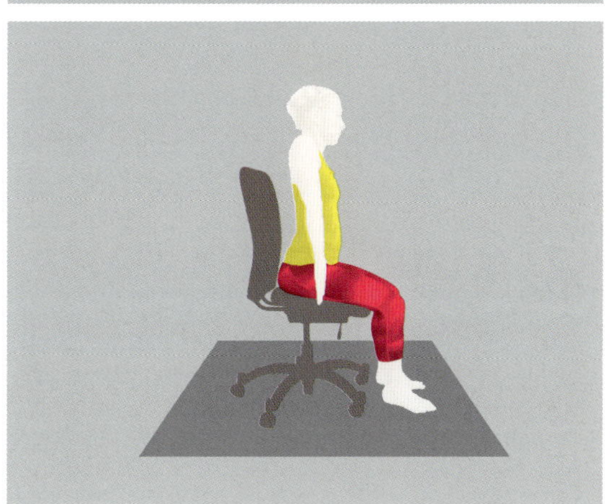

> Alternativ können Sie mit Ihren Schultern auch einzeln, rechts und links, heben und senken.
> In der Stehenden Position halten Sie Ihren Oberkörper genauso wie oben in der Ausgangsstellung beschrieben.
> Arme locker hängen lassen.
> Die Beine sind hüft- bis schulterbreit geöffnet, die Knie leicht gebeugt.
> Übungsausführung ist dann identisch.

Baby schaukeln

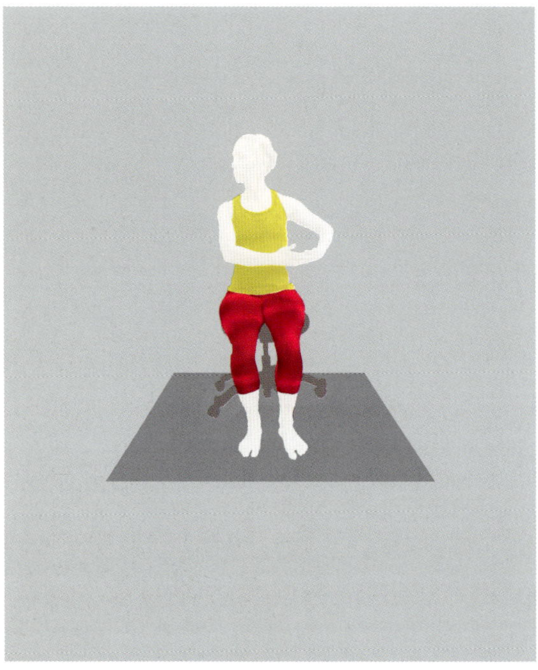

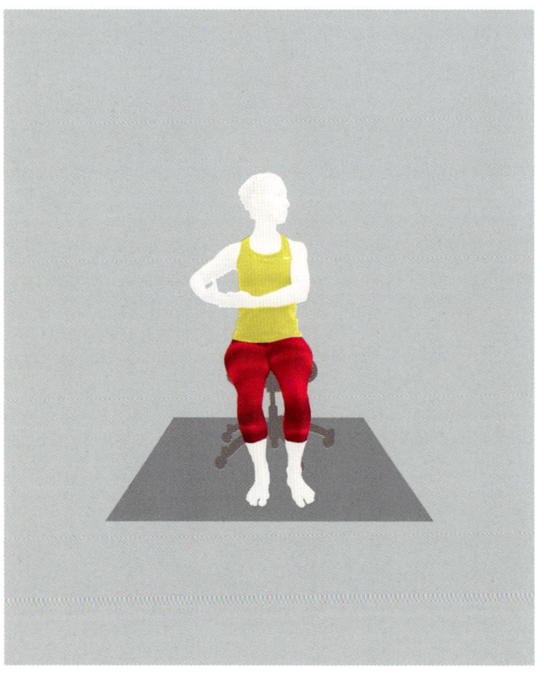

Ausgangsposition

- > Setzen Sie sich auf einen Stuhl.
- > Die Beine im rechten Winkel, etwa hüftbreit geöffnet aufgestellt.
- > Strecken Sie Ihren Rücken lang.
- > Das Becken ist aufgerichtet, Sie spüren deutlich Ihre beiden Knochen – die aus dem Gesäß kommen – auf der Sitzfläche des Stuhls.
- > Verschränken Sie vor Ihrem Körper die Arme.
- > Fassen Sie sich dabei an den Händen oder am Unterarm.
- > Die Schultern locker tief, die verschränkten Arme hängen vor dem Brustkorb.

Übungsausführung

- > Schaukeln Sie nun locker mit Ihren verschränkten Armen nach rechts.
- > Gleichzeitig dreht sich der Kopf nach links.
- > Darauf achten, dass Sie dabei nicht unbewusst Ihre Schultern nach oben ziehen.
- > Die gleiche Bewegungsausführung in die entgegengesetzte Richtung ausführen.
- > Versuchen Sie, einen gleichmäßigen Fluss in die Bewegung zu bekommen.
- > Wie wenn Sie ein Baby auf dem Arm hätten, das Sie sanft hin und her wiegen.

- > In der Standposition halten Sie Ihren Oberkörper genauso wie oben in der Ausgangsstellung beschrieben.
- > Übungsausführung ist identisch mit der sitzenden Version.

Waage

Ausgangsposition

> Setzen Sie sich mit Ihrem Gesäß ganz auf einen Stuhl.

> Die Beine im rechten Winkel, etwa hüftbreit geöffnet aufgestellt.

> Strecken Sie Ihren Rücken lang, dazu das Brustbein anheben.

> Den Blick nach vorne.

> Das Becken ist aufgerichtet, Sie spüren deutlich Ihre beiden Sitzhöcker – die Knochen, die aus dem Gesäß kommen – auf der Sitzfläche des Stuhls.

> Ihre Arme strecken Sie, etwas niedriger als Schulterhöhe, lang neben dem Körper aus.

> Die Handflächen zeigen nach vorne.

> Ihre Schultern bleiben tief.

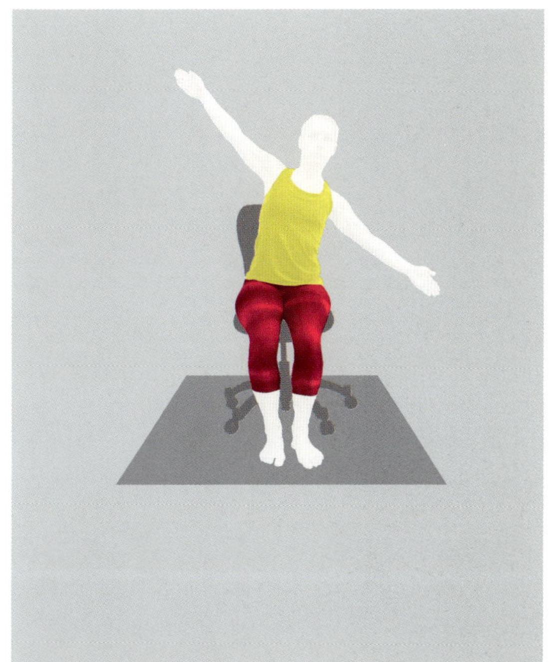

Übungsausführung

> Nun neigen Sie Ihren Oberkörper langsam zur rechten Seite.

> Dabei kommen rechts die untere Rippenreihe und der Hüftknochen näher zusammen.

> Lassen Sie Ihren Hals stabil und bewegen Sie diesen nicht gesondert mit.

> Fließend und langsam wieder zurück in die Ausgangsposition und ohne Stopp nach links neigen.

> In der Standposition – die Beine sind gut schulterbreit geöffnet, die Knie leicht gebeugt.

> Übungsausführung ist identisch mit der sitzenden Version, dabei Becken und Knie immer in derselben Position halten.

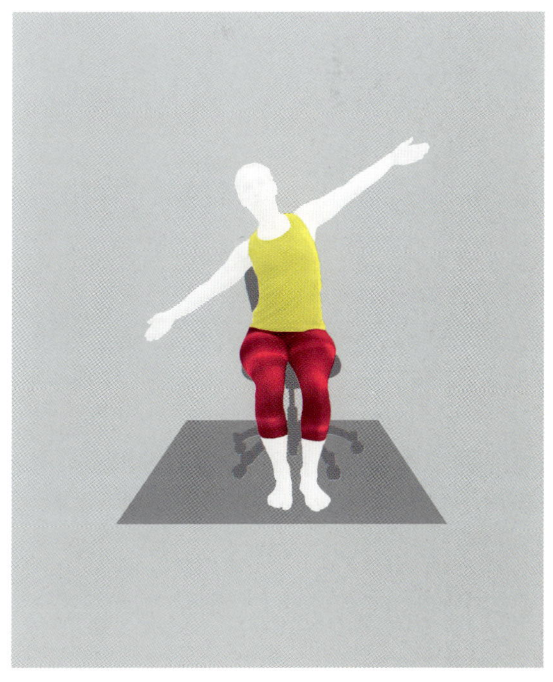

Raum schaffen

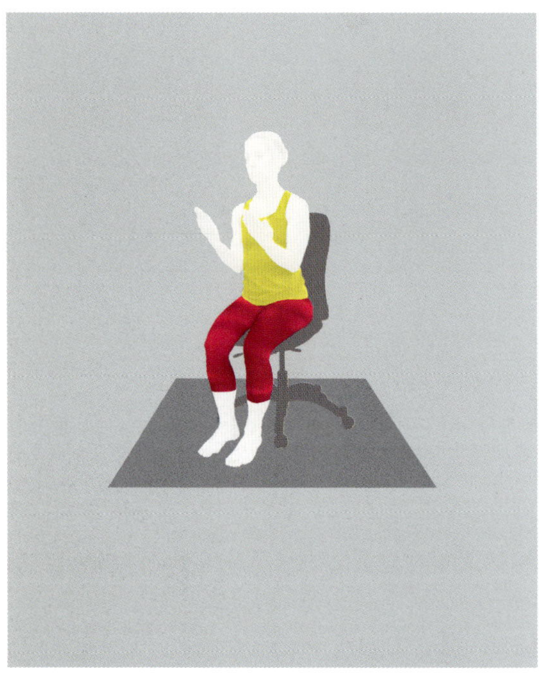

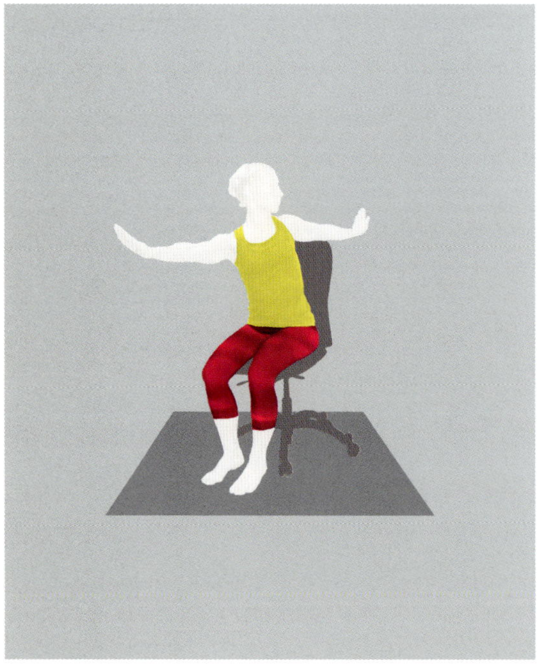

Ausgangsposition

> Setzen Sie sich auf einen Stuhl.

> Die Beine im rechten Winkel aufgestellt.

> Strecken Sie Ihren Rücken lang.

> Das Becken ist aufgerichtet, Sie spüren deutlich die beiden Knochen, die aus dem Gesäß kommen, auf der Sitzfläche des Stuhls.

> Ihre Arme angewinkelt vor dem Körper platzieren.

> Die Handflächen zeigen zu Ihnen und sind ungefähr auf Schulterhöhe platziert.

> Den Blick auf die Handflächen richten.

Übungsausführung

> Drehen Sie langsam Ihren Oberkörper nach rechts.

> Gleichzeitig strecken Sie Ihren rechten Arm diagonal nach rechts hinten und den linken diagonal nach vorne.

> Nun sind Ihre Handflächen so postioniert, dass Sie von Ihnen wegzeigen.

> Folgen Sie mit Ihrem Blick während der Bewegungsausführung der Hand, die nach hinten geht.

> Dadurch wird auch die Halswirbelsäule bei dieser Übung verschraubt.

> Langsam den Oberkörper, die Arme und den Kopf wieder zurück in die Ausgangsposition.

> Ohne Stopp die Bewegung fließend nach links ausführen.

> In der Standposition ist die Übungsausführung identisch mit der sitzenden Version.

Fernost

Ausgangsposition

> Stellen Sie sich in den hüftbreiten Stand.
> Die Knie sind leicht gebeugt.
> Den linken Arm nach vorne, bis auf Schulterhöhe anheben.
> Handfläche zeigt nach oben, der Daumen nach außen.
> Ihren rechten Arm winkeln Sie an und ziehen den Ellbogen, eng am Körper, weit nach hinten.
> Handfläche zeigt ebenfalls nach oben.
> Oberkörper ist nach rechts gedreht.
> Ihren Blick nach hinten auf den Ellbogen richten.
> Schultern entspannt tief halten.

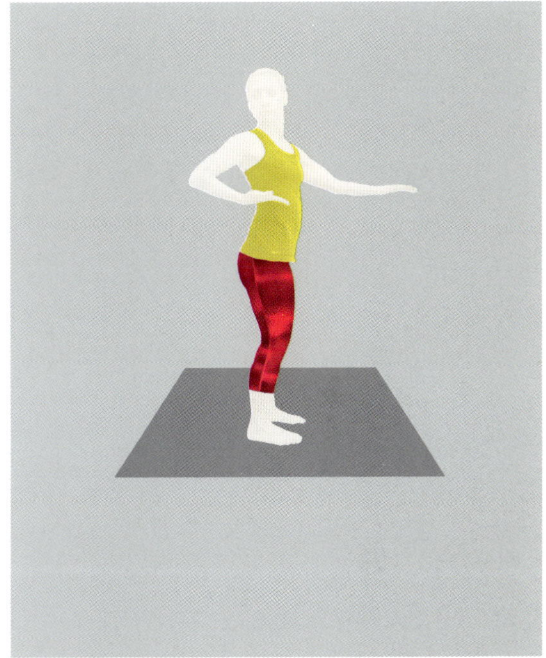

Übungsausführung

> In einer fließenden Bewegung schieben Sie nun Ihren rechten Arm lang nach vorne.
> Gleichzeitig den linken Arm anwinkeln und mit dem Ellbogen eng am Körper nach hinten ziehen.
> Dabei den Oberkörper und Kopf nach links drehen, Blick auf den linken Ellbogen.
> Dabei stellen Sie sich vor, Sie stupsen mit den Fingerspitzen Ihrer vorderen Hand in ein Kissen und ebenso mit dem zurückgezogenen Ellbogen.
> Während der Bewegung das Becken und die Knie stabil halten, Beckenknochen schauen immer nach vorne.

> Alternativ lässt sich diese Übung auch sitzend auf einem Hocker durchführen.

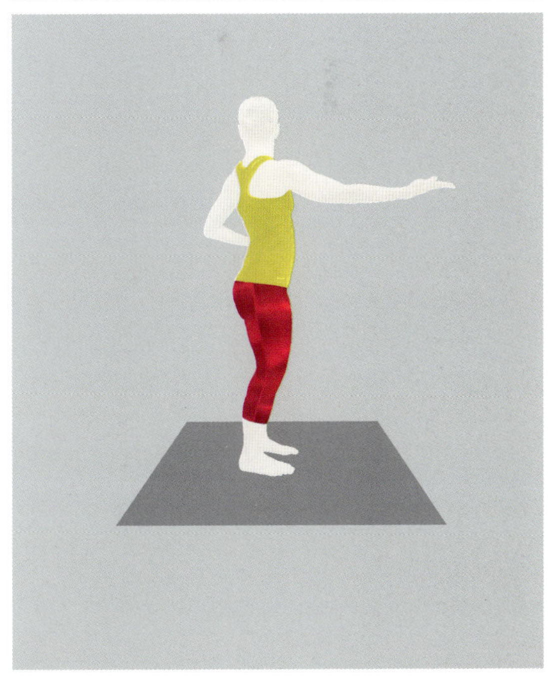

Rückbeuge

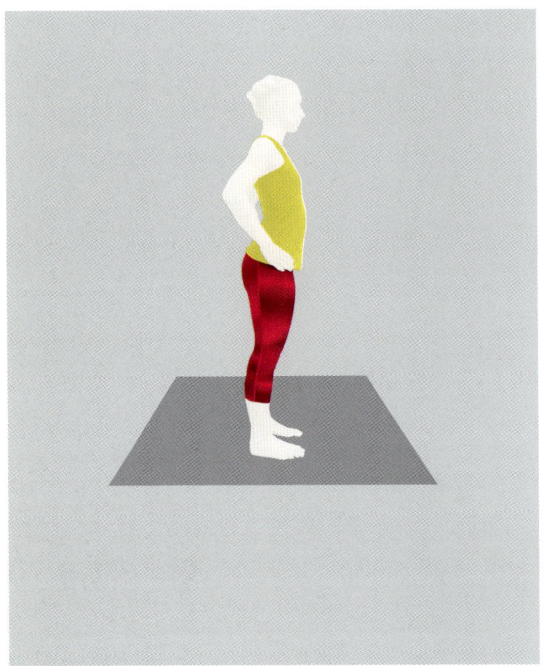

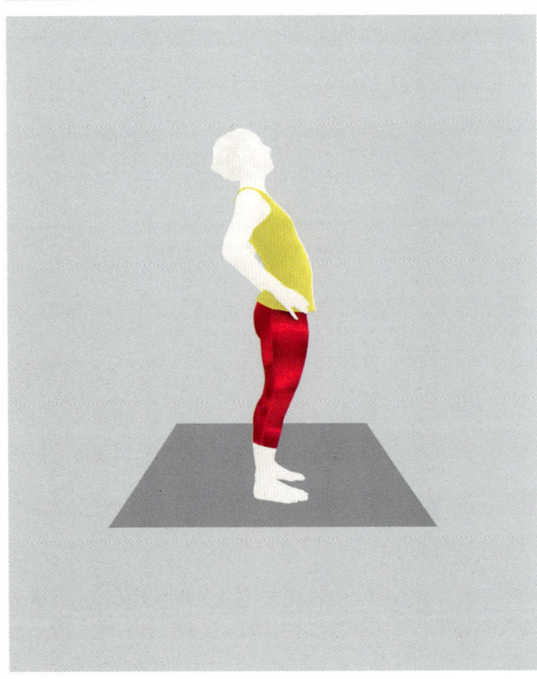

Ausgangsposition

> Stellen Sie sich mit leicht gebeugten Knien in den hüftbreiten Stand.

> Hände an die Beckenknochen legen, Finger vorne und Daumen hinten.

> Der Rücken ist lang und aufrecht, das Brustbein angehoben.

> Die Schultern entspannt tief halten.

> Ihr Blick geht geradeaus und der Nacken ist lang.

Übungsausführung

> Gesäß- und Rückenmuskulatur etwas anspannen.

> Beckenboden aktivieren, indem Sie die Körperöffnungen in der Körpermitte verschließen.

> Becken etwas kippen, sodass sich die Leiste öffnet.

> Extremes Abknicken in der Taille vermeiden.

> Den Oberkörper sanft nach hinten neigen, der Brustbereich öffnet sich.

> Hals weiterhin lang lassen.

> Vermeiden Sie es, den Kopf in den Nacken zu legen.

> Kommen Sie zurück in die Ausgangsposition, dabei die Muskulatur noch immer aktiviert lassen.

> Führen Sie diese Übung sehr langsam, kontrolliert und muskulär geführt durch.

> Gehen Sie nur so weit in die Rückbeuge wie es Ihnen persönlich möglich ist.

> Wenn Sie ein Stechen oder Ziehen im Rückenbereich spüren, gehen Sie nicht so weit mit Ihrem Oberkörper zurück.

Welle

Ausgangsposition

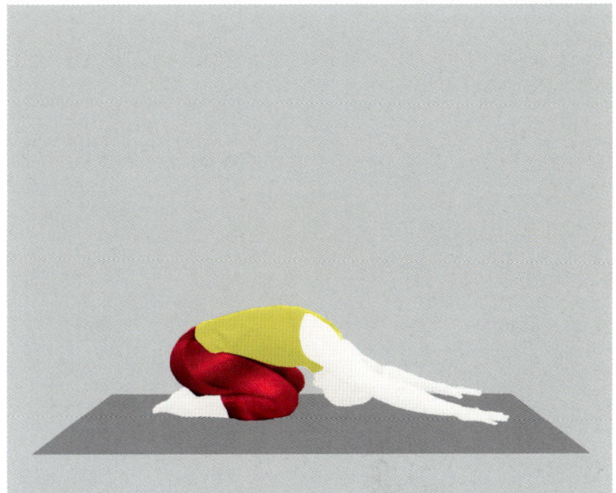

> Begeben Sie sich in den Vier-Füßler-Stand.

> Die Knie gut hüftbreit geöffnet und die Füße entspannt auf dem Fußrücken abgelegt.

> Setzen Sie sich nun langsam nach hinten auf Ihre Fersen.

> Ihre Arme sind lang nach vorne, mit den Handflächen auf dem Boden platziert.

> Rollen Sie Ihren Kopf ganz ein und runden Sie so gut wie möglich Ihren Rücken.

Übungsausführung

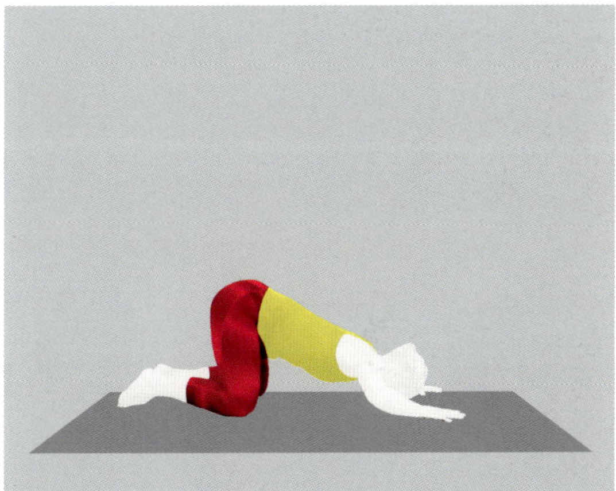

> Langsam Ihren Kopf wieder ausrollen, bis der Hals lang und die Nase knapp über dem Boden ist.

> Bleiben Sie weiterhin mit der Nase knapp über dem Boden und schieben Sie das Gewicht nach vorne, Richtung Arme.

> Dabei rollt sich die Wirbelsäule aus und wird in die Länge gezogen.

> Vorne drücken Sie sich aus der tiefen Position mit Ihren Armen wieder hoch.

> Die Hände bleiben weiterhin am Boden.

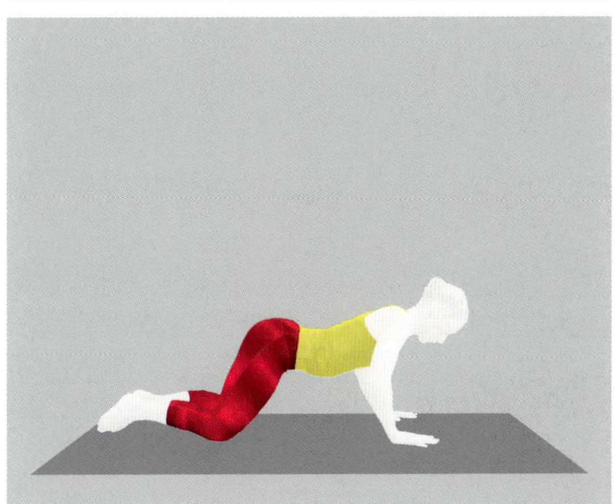

> Runden Sie den Rücken und rollen Sie das Becken sowie den Hals ganz klein zusammen.

> Gleichzeitig setzen Sie sich wieder nach hinten auf Ihre Fersen.

> Starten Sie aus dieser Position erneut die Wellen-Übung.

> Versuchen Sie, diese Übung im Ablauf fließend und langsam durchzuführen.

Goldfisch

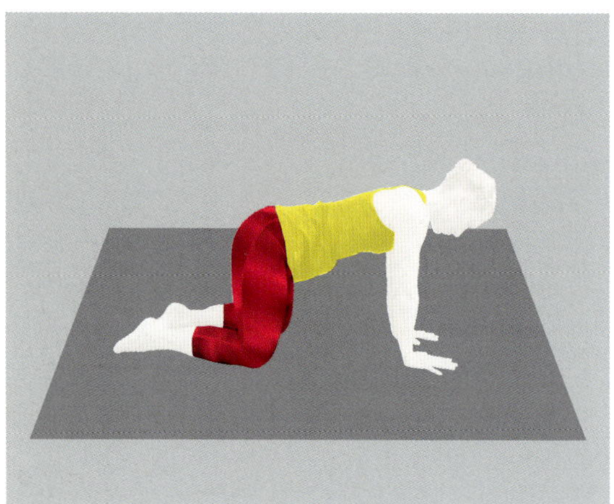

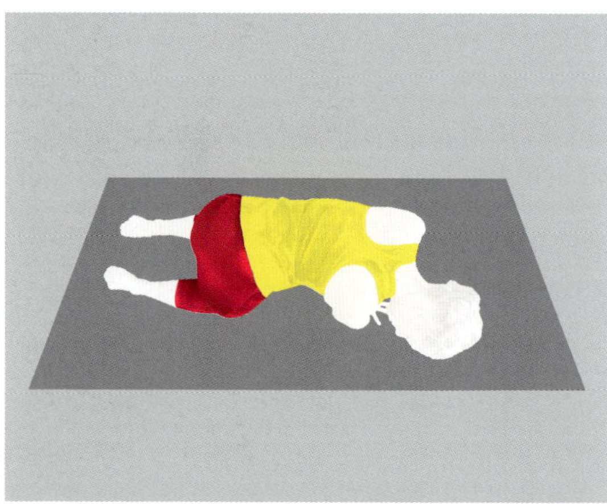

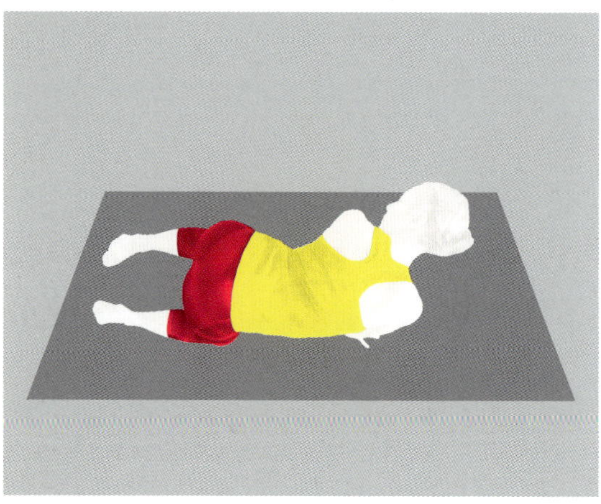

Ausgangsposition

> Gehen Sie in den Vier-Füßler-Stand.
> Die Knie etwa hüftbreit geöffnet und die Füße entspannt auf dem Fußrücken abgelegt.
> Hüft- und Kniegelenk liegen übereinander, genauso Schulter- und Handgelenk, die Ellbogen sind leicht gebeugt.
> Den Rücken lang und die Körpermitte stabil halten.

Übungsausführung

> Becken langsam nach rechts drehen, sodass die untere Rippe und der Hüftknochen ganz eng zusammenkommen.
> Gleichzeitig auch den Kopf nach rechts drehen, dass Sie an der Schulter vorbei auf das rechte Hüftgelenk sehen können.
> Von oben gesehen beschreiben Sie einen Bogen vom Hinterkopf über die Wirbelsäule bis zum Steißbein.
> Langsam in die Ausgangsposition zurückgehen, die Wirbelsäule wird wieder lang und bildet eine lange Linie vom Hinterkopf bis runter zum Steißbein.
> Die Übung zur anderen Seite durchführen.
> Bewegen Sie sich in diesem Muster fließend von rechts über die Mitte nach links und wieder zurück.
> Von oben betrachtet sieht es dann aus, als ob ein Fisch im Zeitlupentempo durchs Wasser schwimmt.
> Achten Sie darauf, das Becken nicht zur Seite zu kippen, sondern zur Seite zu drehen und den Schulterbereich immer locker zu lassen.

Katze

Ausgangsposition

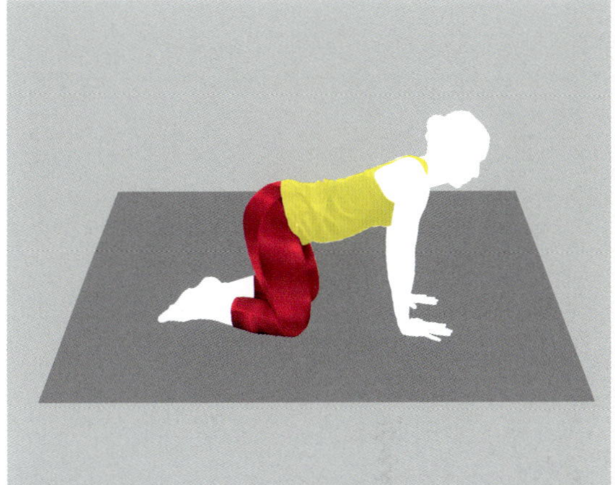

- > Begeben Sie sich in den Vier-Füßler-Stand.
- > Die Knie etwa hüftbreit geöffnet und die Füße entspannt auf dem Fußrücken abgelegt.
- > Hüft- und Kniegelenk liegen übereinander, genauso Schulter- und Handgelenk, die Ellbogen sind leicht gebeugt.

Übungsausführung

- > Runden Sie nun Ihren Rücken nach oben.
- > Gleichzeitig dabei das Becken nach vorne einrollen und den Kopf mit dem Kinn zum Brustbein führen.
- > Langsam wieder alles ausrollen, den Rücken über die Ausgangsposition hinaus leicht überstrecken.
- > Gesäß dabei etwas nach hinten rausschieben und den Blick diagonal nach vorne auf den Boden richten.
- > Bewegen Sie sich langsam und fließend.

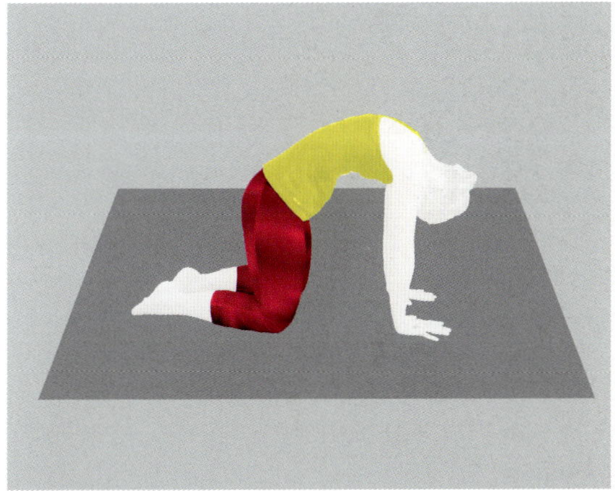

- > Eine ähnliche Übung können Sie auch im Stand durchführen.
- > Hierzu begeben Sie sich in den hüft- bis schulterbreiten Stand.
- > Stützen Sie sich mit den Händen auf den Oberschenkeln ab, dabei liegen die Finger außen, Daumen nach innen.
- > Ihre Arme sind gebeugt und die Ellbogen zeigen nach außen.
- > Die Übungsausführung ist ab hier identisch.

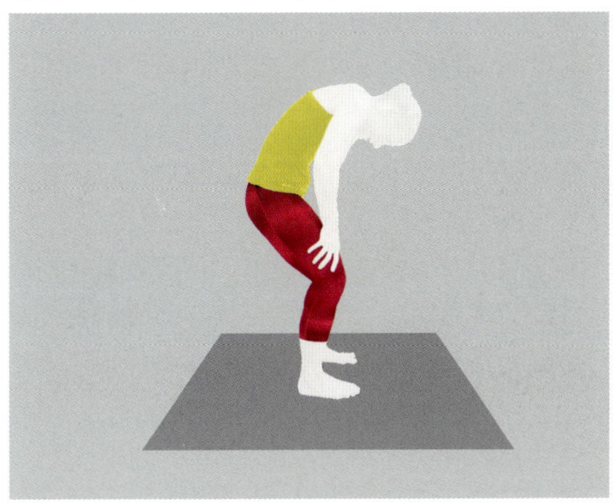

Lockerung & Mobilisation Becken

Schaukel

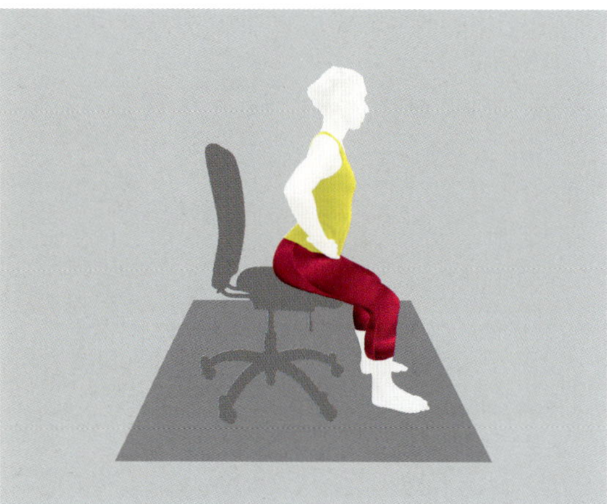

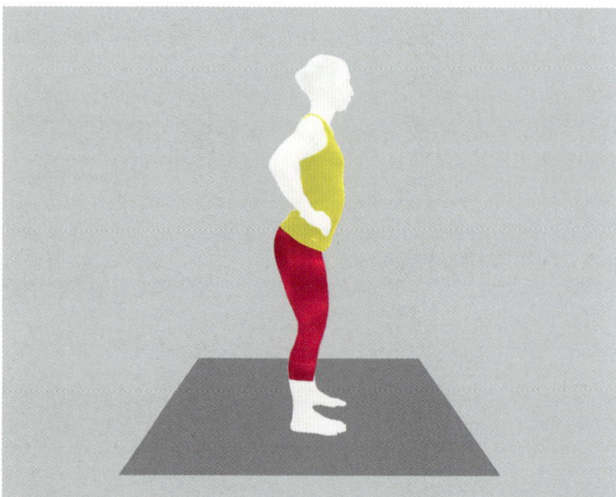

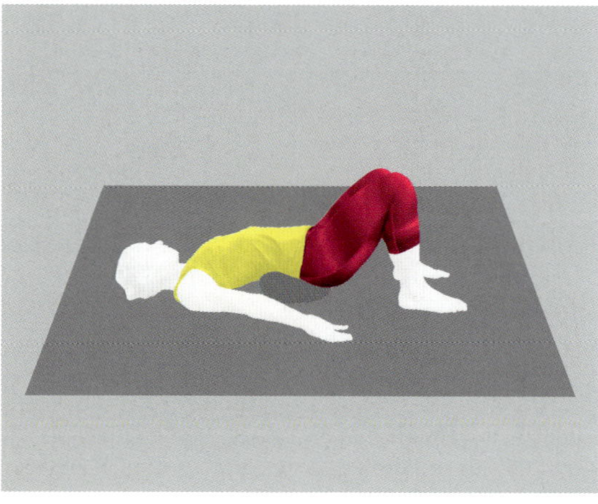

Ausgangsposition

> Setzen Sie sich auf einen Stuhl, die Beine im rechten Winkel aufgestellt.
> Den Rücken lang strecken.
> Das Becken ist aufgerichtet, Sie spüren deutlich Ihre beiden Sitzhöcker auf der Sitzfläche des Stuhls.
> Dabei die Finger nach vorne und die Daumen nach hinten platzieren.

Übungsausführung

> Beginnen Sie nun langsam und kontrolliert Ihr Becken nach hinten zu kippen und wieder aufzurichten.
> Dadurch beugt und streckt sich die Lendenwirbelsäule.
> Beim Aufrichten entsteht ein kleines Hohlkreuz.
> Die Bewegung fließend im Wechsel durchführen.
> Steuern Sie die Bewegung in erster Linie aus dem Beckenbereich.

> Alternativ ist es möglich, die Übung auch im Stand durchzuführen.
> Hierzu begeben Sie sich in den schulterbreiten Stand.
> Oberkörper genauso positionieren wie bei der Sitzübung.
> Die Übungsausführung ist ab hier identisch.

> Zu Hause können Sie die Beckenkreisbewegung auch mit einem kleinen Gymnastikball in der Rückenlage ausführen.
> Den Ball dort einlegen, wo die Wirbelsäule in das Becken einmündet.

Pendel

Ausgangsposition

> Setzen Sie sich mit Ihrem Gesäß auf einen Stuhl.
> Die Beine im rechten Winkel, etwa hüftbreit geöffnet aufgestellt.
> Strecken Sie Ihren Rücken lang.
> Das Becken ist aufgerichtet, Sie spüren deutlich Ihre beiden Sitzhöcker auf der Sitzfläche.
> Mit den Händen halten Sie sich an der Stuhlkante fest.

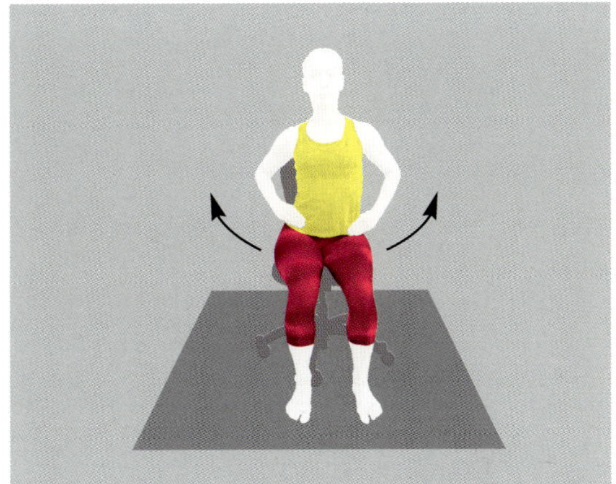

Übungsausführung

> Beginnen Sie nun langsam und kontrolliert Ihr Becken nach rechts zu kippen, sodass der Gewichtsschwerpunkt auf der rechten Seite liegt.
> Über die Mitte pendeln Sie mit dem Becken nach links.
> Dabei den Oberkörper immer aufrecht und in einer ruhigen Position halten.
> Die Pendelbewegung fließend im Wechsel durchführen und dabei ruhig und entspannt atmen.
> Steuern Sie die Bewegung in erster Linie aus dem Beckenbereich.

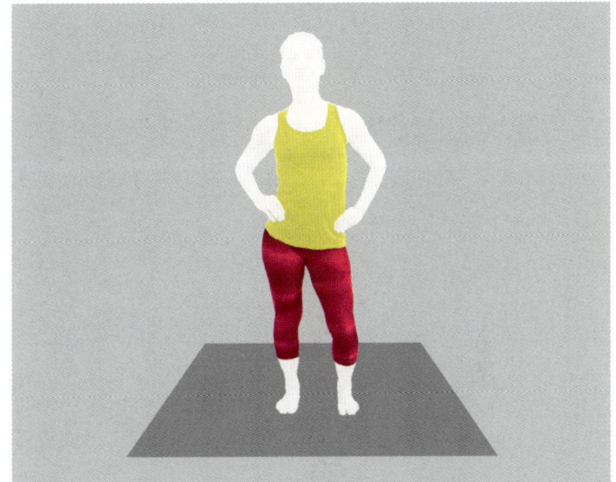

> Alternativ ist es möglich, die Übung auch im Stand durchzuführen.
> Hierzu begeben Sie sich in den hüftbreiten Stand.
> Oberkörper genauso positionieren wie in der Sitzübung.
> Beugen Sie das rechte Knie etwas, das linke bleibt gestreckt.
> Dadurch pendelt das Becken zur Seite, dann in die andere Richtung.

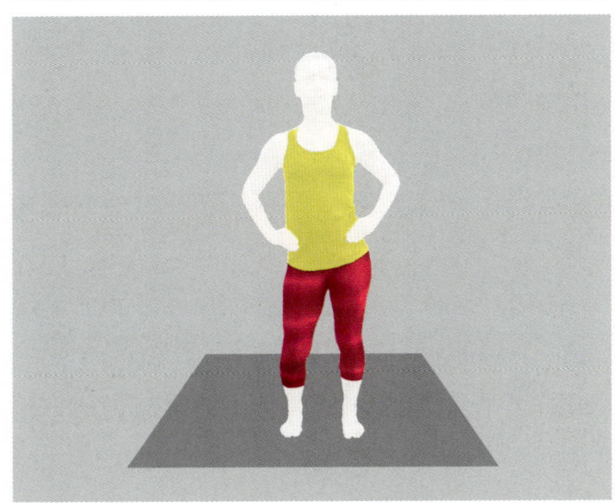

Kreisen

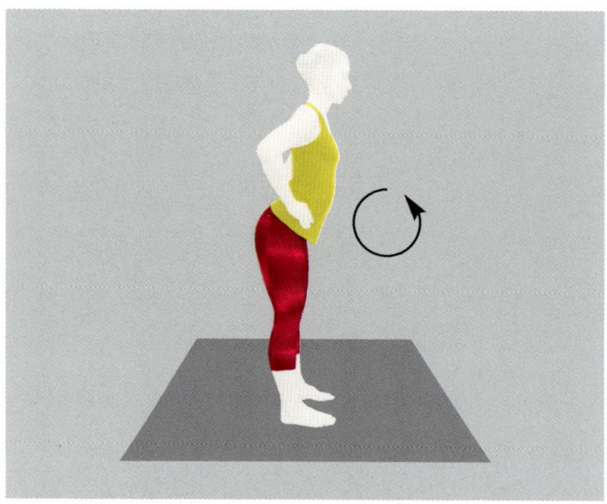

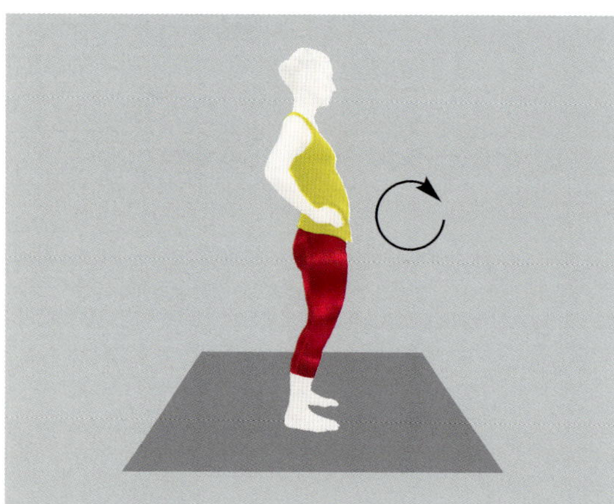

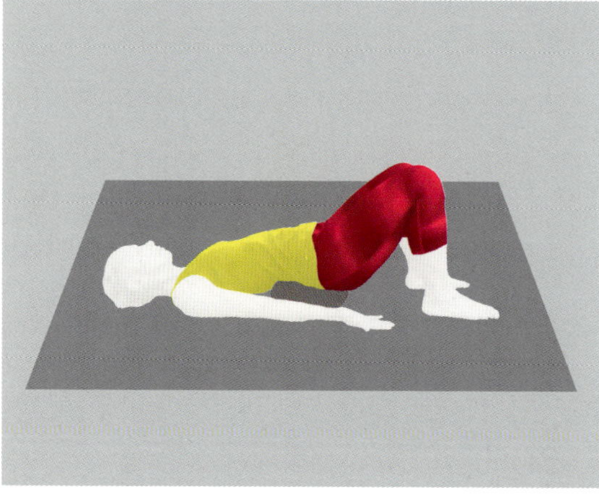

Ausgangsposition

> Stellen Sie sich mit Ihren Füßen in die hüftbreite Position.

> Füße zeigen nach vorne und die Knie sind leicht gebeugt.

> Ihr Oberkörper ist lang und aufrecht, den Blick nach vorne richten.

> Legen Sie Ihre Hände an die Hüftknochen.

> Die Finger vorne und die Daumen hinten platziert.

> Schultern locker nach hinten-unten hängen lassen, das Brustbein ist angehoben.

Übungsausführung

> Beginnen Sie nun langsam und kontrolliert mit Ihrem Becken im Uhrzeigersinn zu kreisen, ähnlich wie Sie es vielleicht noch aus der Kinderzeit mit dem Hula-Hoop-Reifen kennen.

> Wiederholen Sie die Kreisbewegung gegen den Uhrzeigersinn.

> Zu Hause können Sie die Beckenkreisbewegung mit einem kleinen Gymnastikball ganz smart in der Rückenlage ausführen.

> Die Beine angewinkelt aufstellen, das Becken etwas anheben und den Ball dort einlegen, wo die Wirbelsäule in das Becken einmündet.

> Bleiben Sie entspannt auf dem Ball liegen und beginnen Sie nun, langsam mit Ihrem Becken Kreise zu beschreiben.

> Richtungswechsel nicht vergessen.

Achterkreisen

Ausgangsposition

> Idealerweise benutzen Sie bei dieser Übung einen Tisch, Stuhl, eine Wand o. Ä. als Stütze.

> Stellen Sie sich seitlich links zu Ihrer Stütze mit Ihren Füßen in die hüftbreite Position.

> Die Füße zeigen nach vorne und die Knie sind leicht gebeugt.

> Ihr Oberkörper ist lang und aufrecht, den Blick nach vorne richten.

> Bauch und Gesäß etwas anspannen.

> Halten Sie sich an Ihrer Stütze mit der linken Hand fest, rechte Hand einfach an die Hüfte legen.

> Rechtes Bein etwas vom Boden lösen und relativ lang strecken.

> Schultern locker nach hinten-unten hängen lassen, das Brustbein ist angehoben.

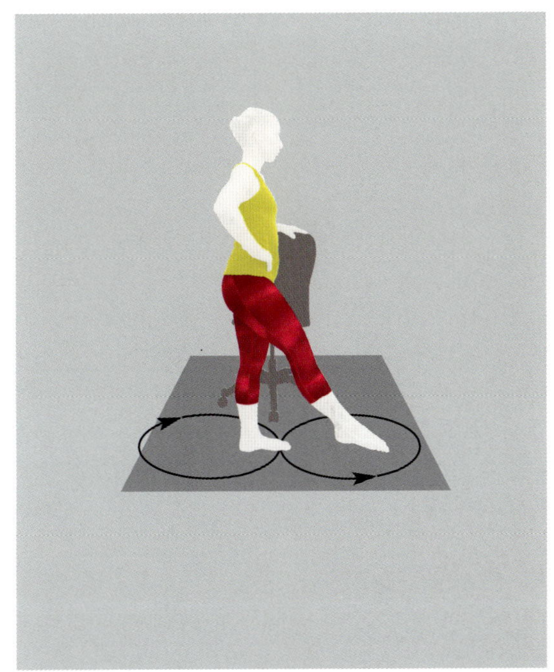

Übungsausführung

> Beginnen Sie nun kontrolliert mit gehobenem, langem Bein eine 8 zu beschreiben.

> Behalten Sie während der Übungsausführung immer Ihre Grundspannung bei und lassen das Standbein leicht gebeugt.

> Nach der empfohlenen Wiederholungszahl laut Trainingsplan wiederholen Sie die Bewegung in die andere Richtung und wechseln dann auf das andere Bein, um die Übung zu wiederholen.

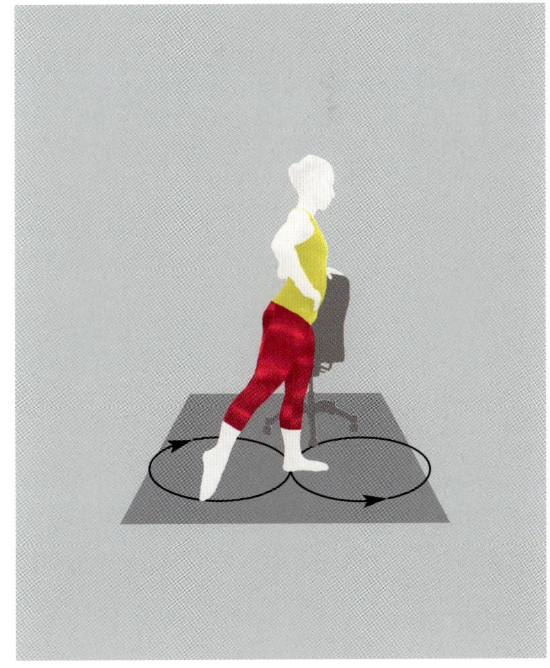

Lockerung & Mobilisation Füße

Kreisel

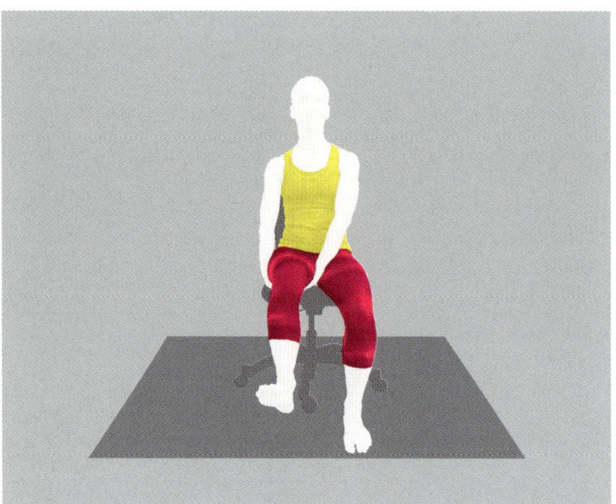

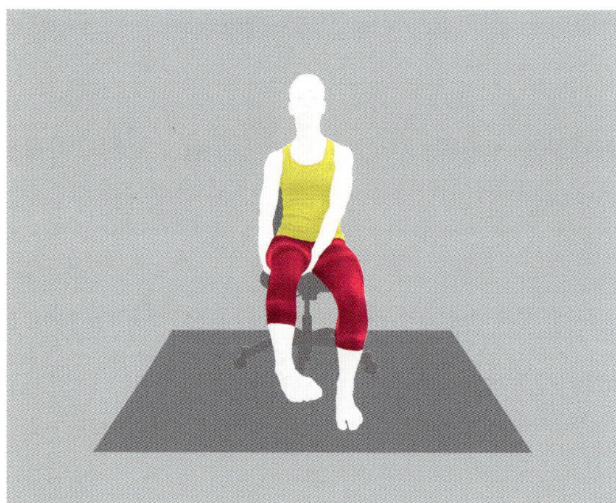

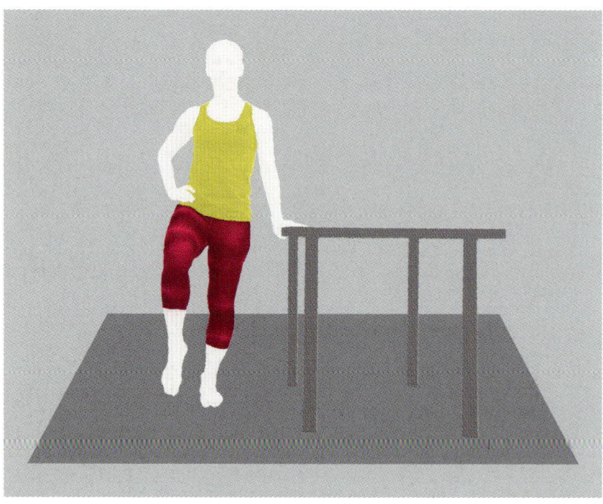

Ausgangsposition

> Setzen Sie sich auf einen Stuhl.

> Die Beine im rechten Winkel aufgestellt.

> Halten Sie Ihren Rücken lang.

> Das Becken ist aufgerichtet, Sie spüren deutlich Ihre beiden Sitzhöcker auf der Sitzfläche des Stuhls.

> Ihre beiden Hände schieben Sie unter den rechten Oberschenkel, sodass der Fuß in der Luft hängt.

Übungsausführung

> Beginnen Sie nun, mit Ihrem Fuß gegen den Uhrzeigersinn langsam zu kreisen.

> Wiederholen Sie die Kreisbewegung im Uhrzeigersinn.

> Versuchen Sie, die Bewegung möglichst fließend auszuführen.

> Wechseln Sie mit dieser Übung zum anderen Bein.

> Das Fußkreisen lockert und mobilisiert nicht nur im Fußbereich, sondern wirkt sich auch positiv auf die Beweglichkeit im Hüftgelenk aus.

> Diese Übung können Sie auch einfach im Stand machen.

> Stellen Sie sich mit aufrechtem Oberkörper neben einen Tisch, Stuhl oder die Wand.

> Die Bauchmuskulatur leicht anspannen, um die Körpermitte stabil zu halten.

> Das linke Bein nach vorne anheben, dabei das Standbein leicht gebeugt lassen.

> Die Übungsausführung ist wie im Sitzen bereits beschrieben.

Point & Flex

Ausgangsposition

- > Setzen Sie sich mit Ihrem Gesäß ganz auf einen Stuhl.
- > Die Beine im rechten Winkel, etwa hüftbreit geöffnet am Boden aufgestellt.
- > Strecken Sie Ihren Rücken lang, dazu das Brustbein anheben, die Schultern fließen locker nach unten.
- > Das Becken ist aufgerichtet.
- > Ihre beiden Hände schieben Sie unter den rechten Oberschenkel, sodass der Fuß in der Luft hängt.

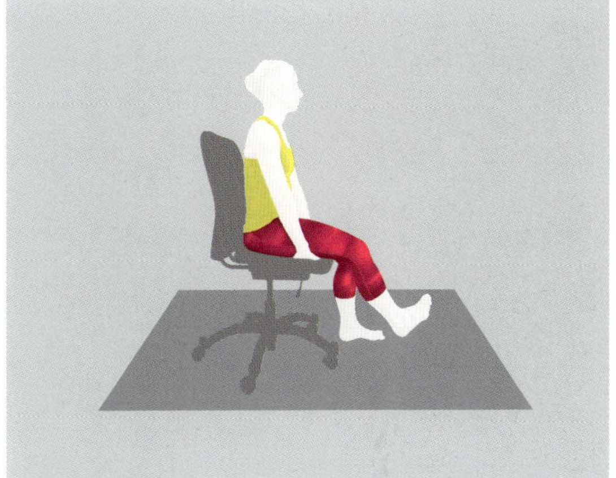

Übungsausführung

- > Ziehen Sie nun Ihren Fuß Richtung Schienbein an (Flex).
- > Danach den Fuß wieder ganz lang strecken (Point).
- > Versuchen Sie die Bewegung möglichst fließend auszuführen.
- > Wechseln Sie zum anderen Bein.

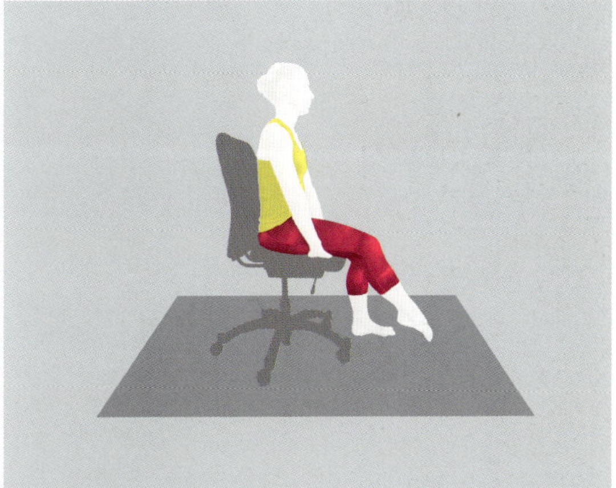

- > Diese Übung können Sie auch einfach im Stand machen.
- > Stellen Sie sich mit aufrechtem Oberkörper neben einen Tisch, Stuhl oder die Wand.
- > Die Bauchmuskulatur leicht anspannen, um die Körpermitte stabil zu halten.
- > Halten Sie sich mit der rechten Hand am Tisch o. Ä. etwas fest, um die Balance besser halten zu können.
- > Das linke Bein nach vorne anheben, dabei das Standbein leicht gebeugt lassen.
- > Die Übungsausführung gleicht der im Sitzen.

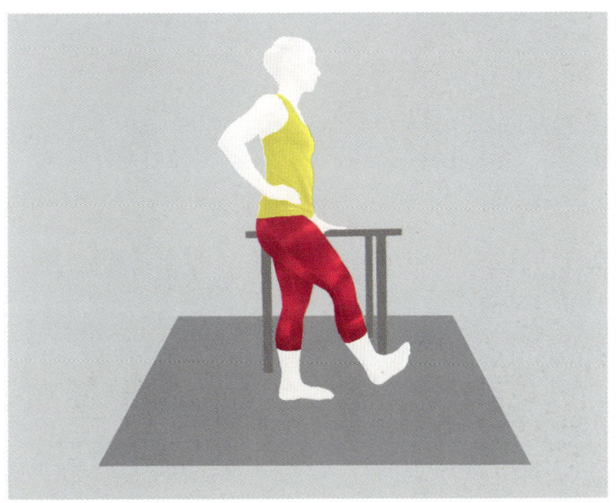

Greif zu!

Ausgangsposition

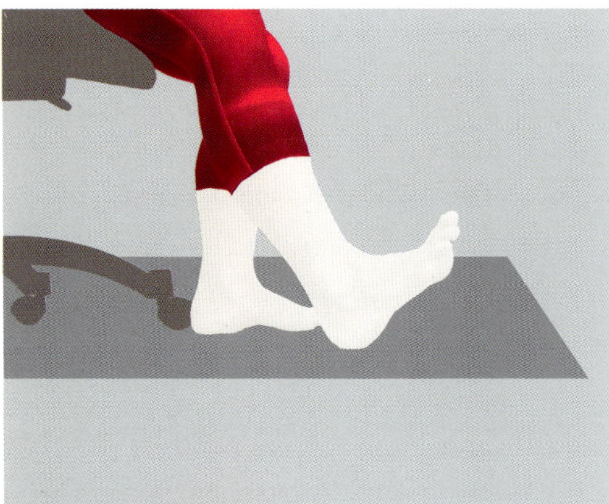

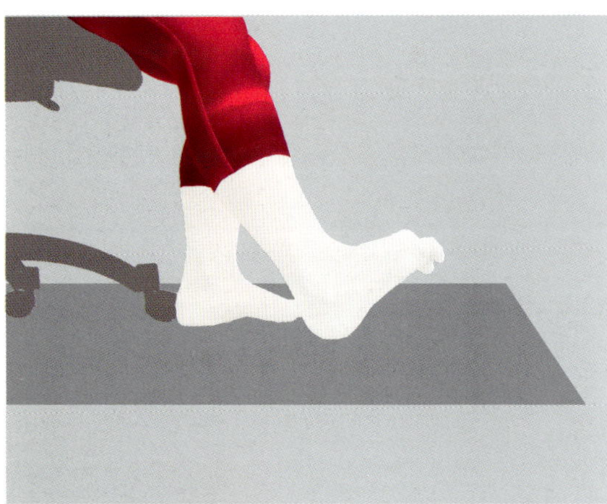

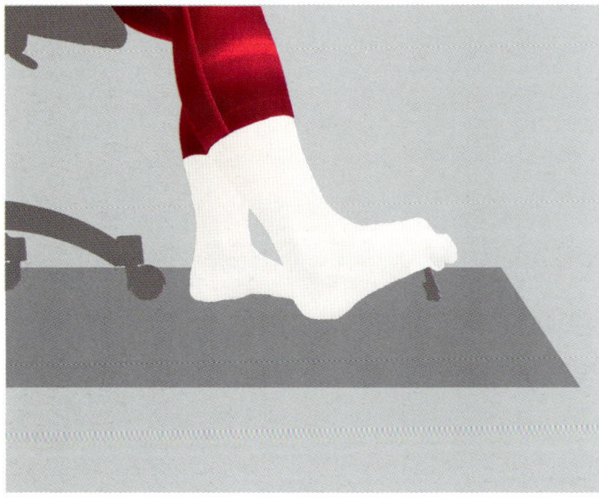

> Für diese Übung müssen Sie Ihre Schuhe ausziehen, evtl. auch Ihre Socken.

> Setzen Sie sich mit Ihrem Gesäß ganz auf einen Stuhl.

> Die Beine im rechten Winkel etwa hüftbreit geöffnet und mit Fersen am Boden aufgestellt.

> Strecken Sie Ihren Rücken lang, dazu das Brustbein anheben, die Schultern fließen locker nach unten.

> Das Becken ist aufgerichtet, Sie spüren deutlich Ihre beiden Sitzhöcker – die Knochen, die aus dem Gesäß kommen – auf der Sitzfläche des Stuhls.

Übungsausführung

> Spreizen Sie nun Ihre Zehen weit auseinander.

> Danach die Zehen ganz fest zusammenrollen, zusammenkneifen.

> Versuchen Sie, die Bewegung möglichst langsam, bewusst und fließend auszuführen.

> Diese Übung können Sie auch abwandeln, indem Sie auf dem Boden z. B. einen Stift o. Ä. legen und mit Ihren Zehen fassen.

> Heben Sie den Stift mit Ihren Zehen vom Boden hoch – und sobald er oben ist, strecken Sie die Zehen weit auseinander.

> Ich empfehle Ihnen, diese Variante immer im Wechsel zwischen rechtem und linkem Fuß durchzuführen.

Raupe

Ausgangsposition

> Für diese Übung müssen Sie Ihre Schuhe ausziehen, evtl. auch Ihre Socken.
> Setzen Sie sich mit Ihrem Gesäß auf einen Stuhl.
> Die Beine im rechten Winkel am Boden aufgestellt.
> Den Rücken lang ziehen, das Becken ist aufgerichtet.
> Ihre beiden Hände legen Sie locker auf dem Oberschenkel ab.

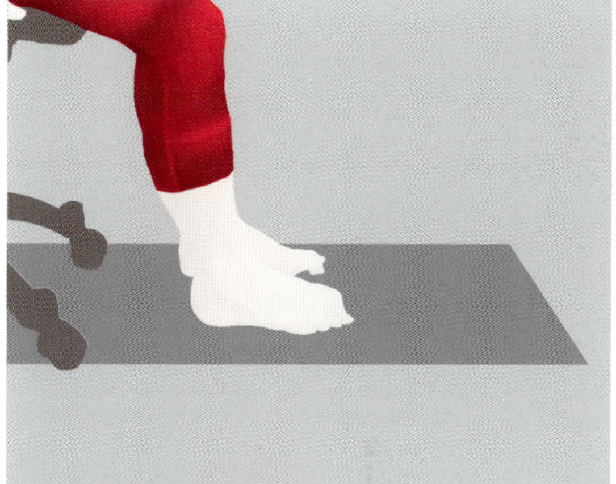

Übungsausführung

> Ihre Zehen nun einrollen und somit die gesamten Füße ein Stück nach vorne ziehen/bewegen.
> Zehen wieder etwas strecken, das Einrollen und Strecken wiederholen, sodass die Füße immer weiter nach vorne wandern, so weit, bis es nicht mehr geht. Danach geht es rückwärts mit den Füßen.
> Zehen einrollen – und beim Strecken der Zehen schieben sich die Füße wieder Richtung Stuhl.

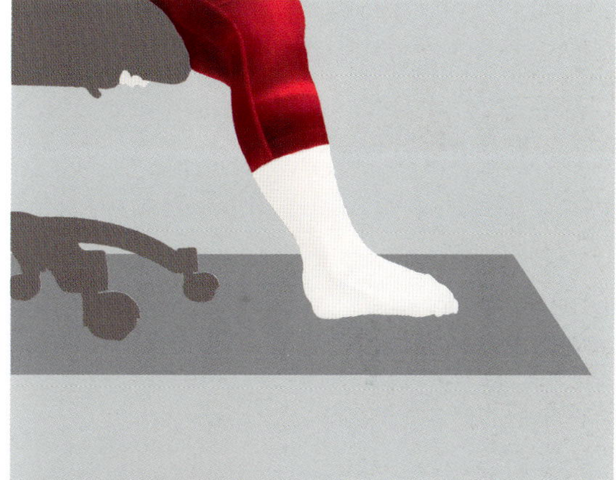

Sie können auch ein Wettrennen mit Ihren Füßen veranstalten. Hierzu gehen Sie z. B. in drei Bewegungen nur mit dem linken Fuß nach vorne, danach mit dem rechten und wieder umgekehrt. Nachdem beide Füße die gleiche Anzahl an Bewegungen durchgeführt haben, schauen Sie, welcher Fuß weiter vorne steht und als Erster ins Ziel gekommen ist. Bevor es rückwärts geht, wieder beide Füße auf die gleiche Höhe stellen.

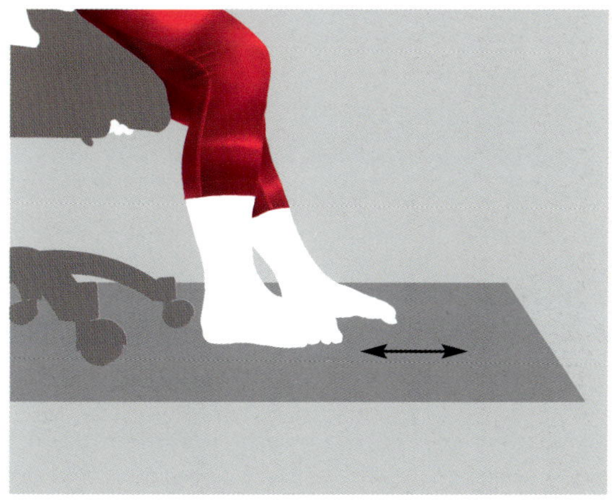

Lockerung & Mobilisation Hände

Tigerkrallen

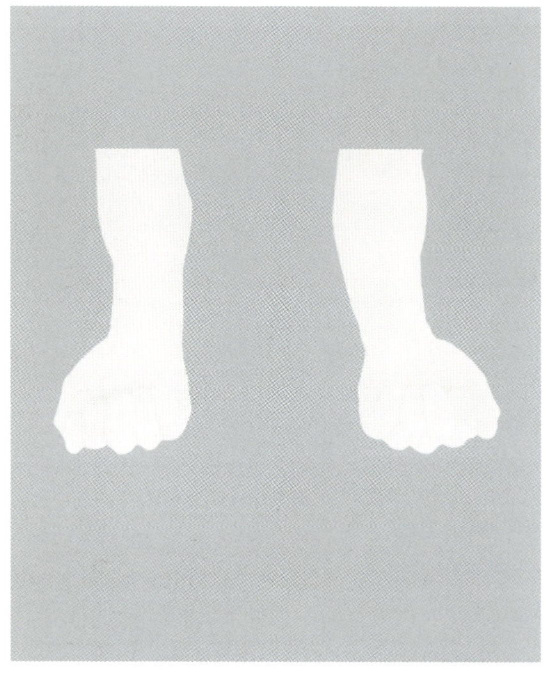

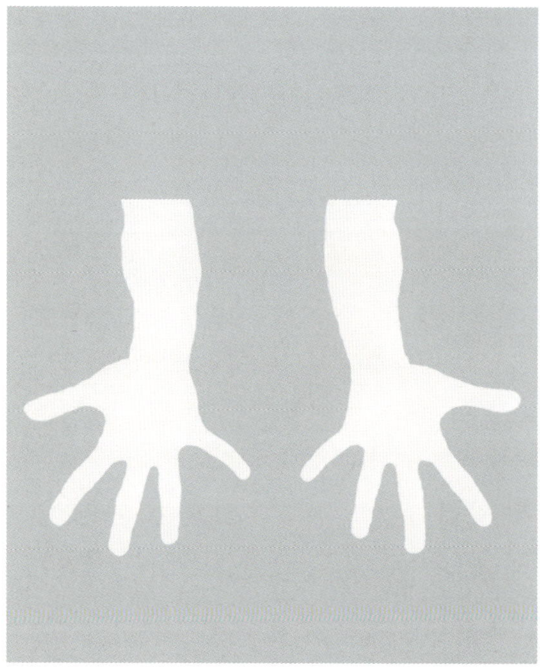

Ausgangsposition

- Diese Übung können Sie auf einem Stuhl oder im Stand ausführen.
- Im Sitzen: Setzen Sie sich mit Ihrem Gesäß auf einen Stuhl vor einem Tisch.
- Die Beine im rechten Winkel aufgestellt.
- Ihr Rücken ist stabil und aufrecht, das Becken ist aufgerichtet.
- Im Stand: Stellen Sie sich mit aufrechtem Oberkörper hin.
- Die Bauchmuskulatur leicht anspannen, um die Körpermitte zu stabilisieren.
- Das Brustbein anheben.

Übungsausführung

- In der sitzenden Version stellen Sie Ihre angewinkelten Arme auf die Tischplatte mit den Ellbogen auf.
- Im Stand halten Sie Ihre Arme angewinkelt vor dem Körper, sodass die Oberarme noch den Körper berühren.
- Die Übungsausführung ist in beiden Positionen gleich.
- Handflächen zeigen nach oben.
- Handgelenke neutral halten, d. h. Handrücken und Unterarm in einer geraden Linie.
- Nun die Finger beugen und eine lockere Faust machen, den Daumen dabei außen anlegen.
- Danach die lockere Faust wieder öffnen und die Hand und Finger strecken.
- Die Bewegung sanft durchführen, beim Strecken von Hand und Fingern nur so weit strecken, wie es sich angenehm anfühlt.

Fächer

Ausgangsposition

> Diese Übung können Sie auf einem Stuhl oder im Stand ausführen.
> Im Sitzen: Setzen Sie sich auf einen Stuhl vor einem Tisch.
> Die Beine im rechten Winkel etwa hüftbreit am Boden aufgestellt.
> Ihr Rücken ist stabil und aufrecht, das Becken ist aufgerichtet.
> Im Stand: Stellen Sie sich mit aufrechtem Oberkörper hin.
> Die Bauchmuskulatur leicht anspannen, um die Körpermitte zu stabilisieren.
> Das Brustbein anheben.

Übungsausführung

> In der sitzenden Version stellen Sie Ihre angewinkelten Arme auf die Tischplatte mit den Ellbogen auf.
> Im Stand halten Sie Ihre Arme angewinkelt vor dem Körper, sodass die Oberarme noch den Körper berühren.
> Die Übungsausführung ist in beiden Positionen gleich.
> Handflächen zeigen nach oben.
> Handgelenke neutral halten, d. h. Handrücken und Unterarm in einer geraden Linie, Finger lang gestreckt.
> Spreizen Sie jetzt nur Ihre Finger und Daumen weit auseinander (Fächer öffnet sich).
> Dann die langen Finger und den Daumen wieder zusammenführen, sodass die Finger sich wieder gegenseitig berühren (Fächer schließt sich).

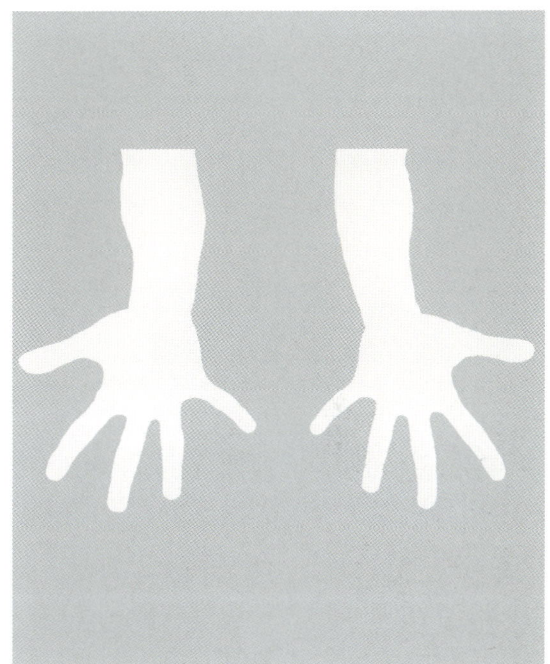

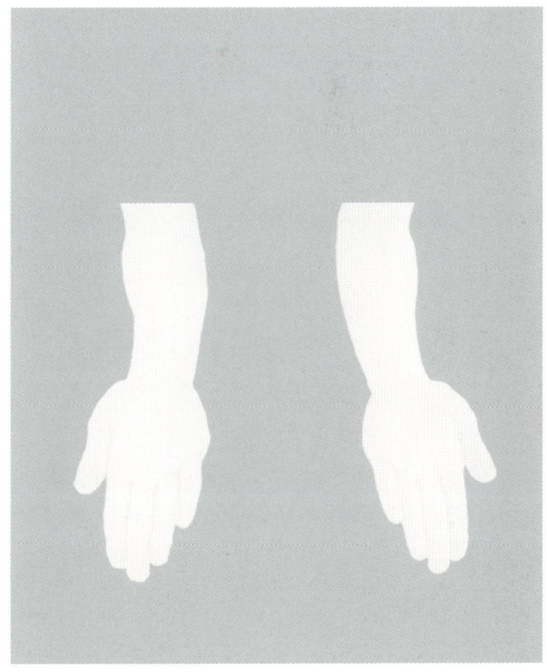

Kippen

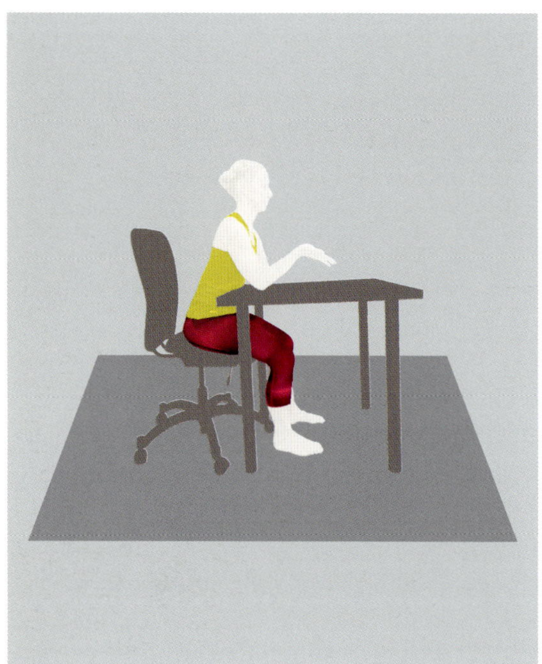

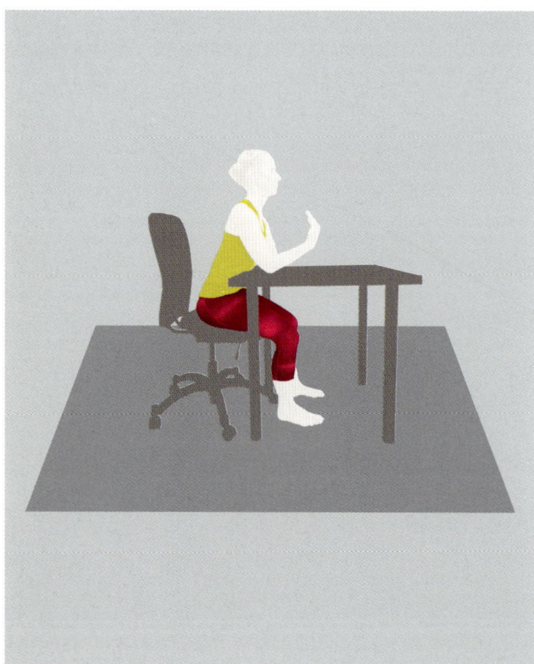

Ausgangsposition

- Diese Übung können Sie auf einem Stuhl oder im Stand ausführen.
- Im Sitzen: Setzen Sie sich auf einen Stuhl vor einem Tisch.
- Die Beine im rechten Winkel am Boden aufgestellt.
- Ihr Rücken ist stabil und aufrecht, das Becken ist aufgerichtet.
- Im Stand: Stellen Sie sich mit aufrechtem Oberkörper hin.
- Die Bauchmuskulatur leicht anspannen, um die Körpermitte zu stabilisieren.
- Hierzu Bauchnabel Richtung Wirbelsäule angezogen halten, trotzdem fließend weiteratmen.
- Das Brustbein anheben.

Übungsausführung

- Bei der Sitzübung stellen Sie Ihre angewinkelten Arme auf die Tischplatte mit den Ellbogen auf, die Handflächen zeigen zu Ihnen.
- Im Stand halten Sie Ihre Arme angewinkelt vor dem Körper, sodass die Oberarme noch den Körper berühren, die Übungsausführung ist in beiden Positionen gleich.
- Finger lang machen und die Finger geschlossen lassen.
- Handflächen vom Körper wegkippen, die Handflächen zeigen zur Decke.
- In die andere Richtung kippen, die Finger zeigen zu Ihnen, die Handflächen zu Ihnen.

Schmetterling

Ausgangsposition

> Diese Übung können Sie auf einem Stuhl oder im Stand ausführen.
> Im Sitzen: Setzen Sie sich mit Ihrem Gesäß ganz auf einen Stuhl vor einem Tisch.
> Die Beine im rechten Winkel etwa hüftbreit geöffnet und mit der gesamten Fußsohle am Boden aufgestellt.
> Ihr Rücken ist stabil und aufrecht, das Becken ist aufgerichtet.
> Im Stand: Stellen Sie sich mit aufrechtem Oberkörper hin.
> Die Bauchmuskulatur leicht anspannen, um die Körpermitte zu stabilisieren.
> Das Brustbein anheben.

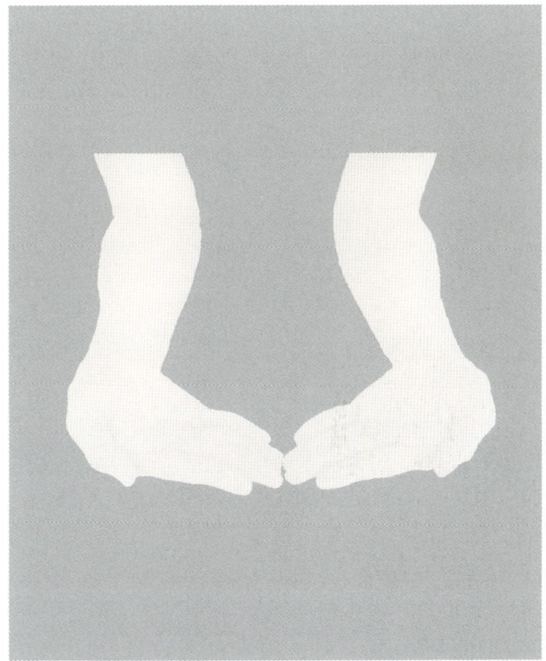

Übungsausführung

> In der sitzenden Version stellen Sie Ihre angewinkelten Arme auf der Tischplatte mit den Ellbogen auf.
> Im Stand halten Sie Ihre Arme angewinkelt vor dem Körper, sodass die Oberarme noch den Körper berühren.
> Die Übungsausführung ist in beiden Positionen gleich.
> Finger lang lassen und die Finger geschlossen halten.
> Die Handflächen zeigen nach oben.
> Beginnen Sie nun, die beiden Hände nach innen zu drehen, dadurch zeigen die Fingerspitzen zueinander.
> Danach wieder sanft in die andere Richtung, also nach außen, bewegen.

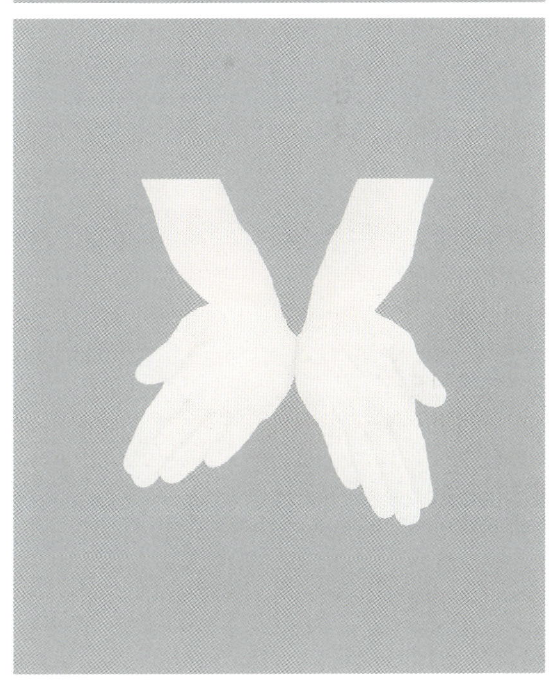

Kräftigung Hals & Nacken
Rechts & Links

Diese Übungen werden statisch ausgeführt, d. h. Sie kräftigen die Muskulatur im Hals- und Nackenbereich durch Anspannung ohne Bewegung, ohne dass sich die Muskellänge je verändert. Diese besondere Form der Kräftigung muss immer gegen einen Widerstand wie z.B. Wand oder mit eigenem Gegendruck geschehen. Diese statischen Kräftigungen werden

Level I

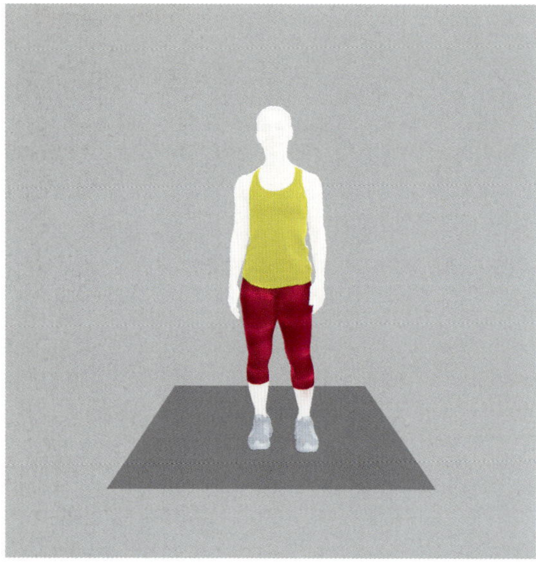

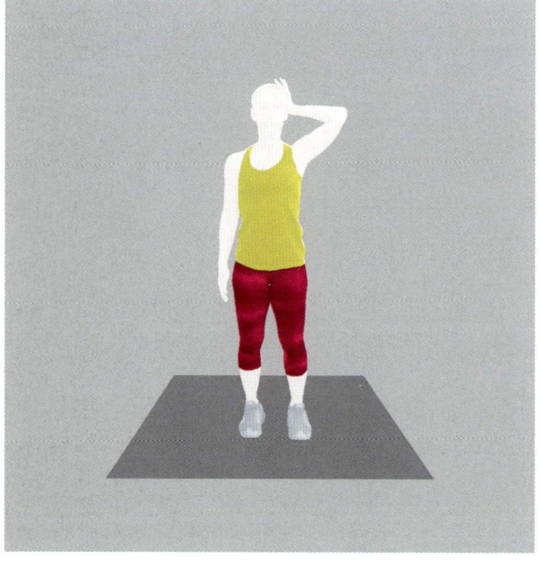

Ausgangsposition

> Stellen Sie sich mit schulterbreit geöffneten Beinen hin.
> Ihre Schultern halten Sie nach unten gezogen, das Brustbein nach oben angehoben.

Übungsausführung

> Legen Sie nun Ihren rechten Handballen an die Seite Ihres Kopfes.
> Achten Sie darauf, dass Sie an der harten Stelle Ihres Schädels – oberhalb des Ohres – Ihren Handballen platzieren.
> Schulter noch mal bewusst nach unten ziehen.
> Nun drücken Sie mit Ihrem Handballen gegen Ihren Kopf und mit dem Kopf gleichzeitig gegen den Handballen.
> Drücken Sie nur so fest, dass Sie die Anspannung in der Muskulatur spüren.
> Versuchen Sie, mit Ihrem Kopf und Hals im Lot zu bleiben.
> Den Druck ca. 20 Sekunden halten.
> Hand und Finger zum Lockern etwas ausschütteln und zur linken Seite wechseln.

Diese Übung können Sie auch im Sitzen durchführen. Achten Sie in dieser Position besonders darauf, dass Ihr Rücken lang und das Becken aufgerichtet bleibt.

auch isometrische Übungen genannt und sind sehr effektiv und benötigen vor allem einen geringen Zeitaufwand. Bei statischen Übungen ist immer darauf zu achten, dass Sie bei der Anspannung ruhig und gleichmäßig weiteratmen.

Level II

Ausgangsposition

> Stellen Sie sich mit schulterbreit geöffneten Beinen hin.
> Die Beine etwas beugen.
> Ihre Schultern halten Sie nach unten gezogen, das Brustbein nach oben angehoben.
> Der Rücken ist lang und aufrecht.

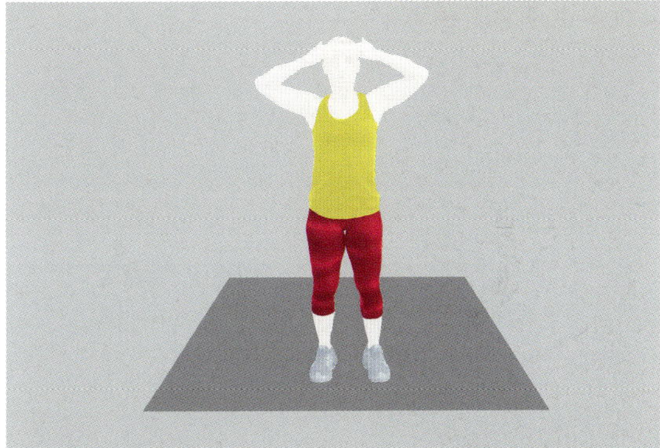

Übungsausführung

> Legen Sie Ihre Finger von beiden Händen vorne an die Stirn.
> Den Ellbogen nach außen platzieren, Schulter noch mal bewusst nach unten ziehen.
> Drücken Sie mit Ihren Fingern gegen Ihren Kopf und mit dem Kopf gleichzeitig gegen Ihre Finger.
> Drücken Sie nur so fest, dass Sie die Anspannung in der Muskulatur spüren.
> Versuchen Sie, mit Ihrem Kopf und Hals im Lot zu bleiben, evtl. die ersten Male vor einem Spiegel die Position kontrollieren.
> Den Druck ca. 20 Sekunden halten, danach auflösen.
> Hand und Finger zum Lockern etwas ausschütteln und die Schultern ein paar Mal entspannt nach hinten kreisen.
> Wiederholen Sie diese Übung, indem Sie Ihre Finger an den Hinterkopf legen und Druck aufbauen.

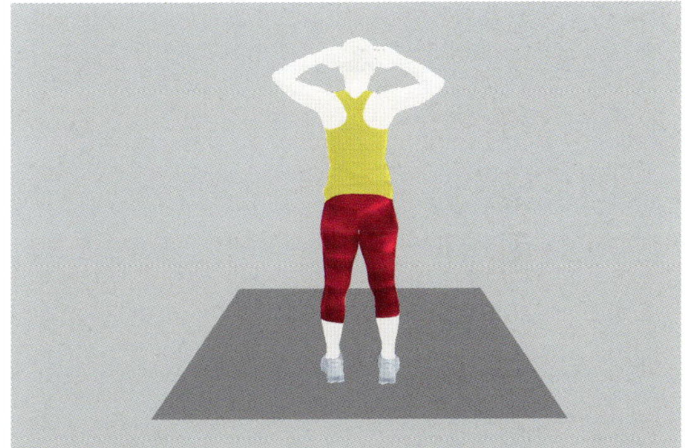

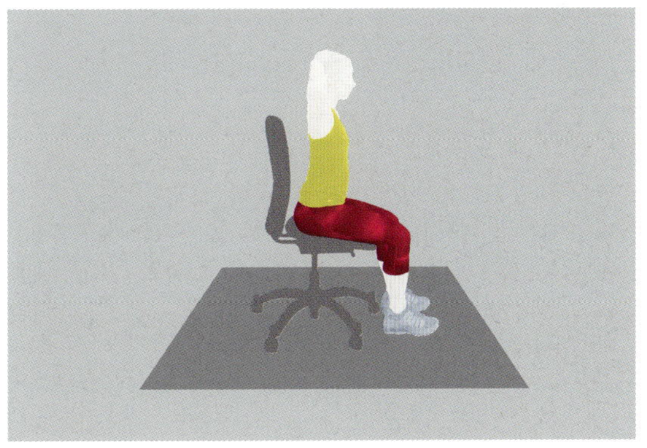

Flieger

Damit unser Rücken die Strapazen des alltäglichen Lebens und unsere teilweise monotonen Arbeitsabläufe unbeschadet übersteht, muss er nicht nur beweglich, sondern auch kräftig sein. Schließlich müssen 24 bewegliche Wirbelkörper u. a. von der Muskulatur in Position gehalten

Level I

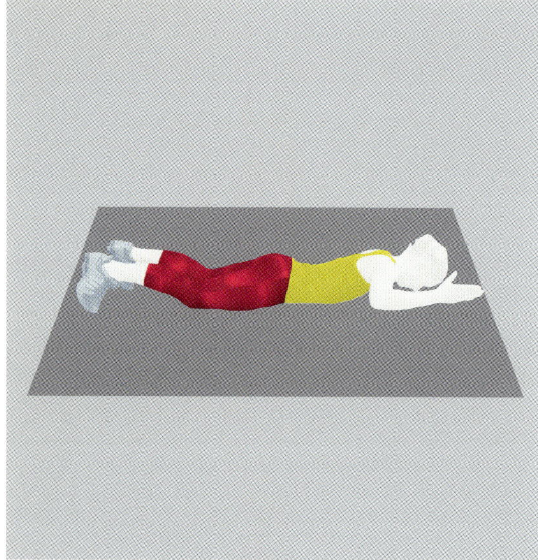

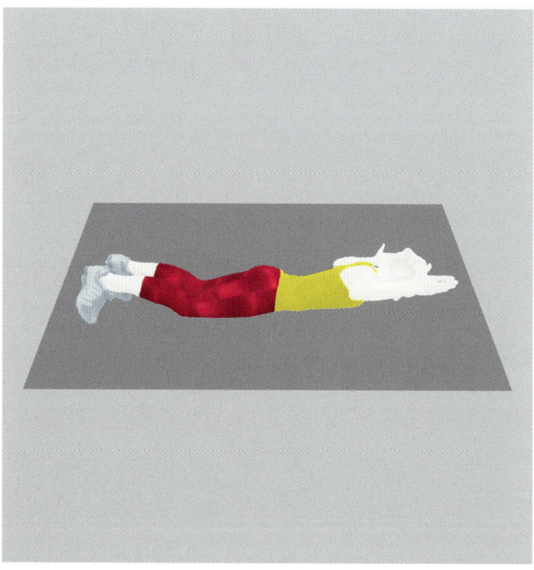

Ausgangsposition

> Begeben Sie sich in die Bauchlage.
> Ihre Beine sind hüftbreit geöffnet.
> Die Füße sind aufgestellt, Ihre Knie berühren den Boden.
> Bringen Sie Ihre Arme in die U-Halte.
> Hierzu die angewinkelten Arme nach außen klappen, Ober- und Unterarm bilden dabei einen rechten Winkel.
> Drehen Sie Ihre Hände so, dass die Handkanten Richtung Boden schauen.
> Der Hals ist lang, mit Blick nach unten.

Übungsausführung

> Heben Sie langsam nur Ihre Ellbogen mit Ihren Unterarmen nach oben.
> Spüren Sie dabei, wie die beiden Schulterblätter näher an die Wirbelsäule kommen, ähnlich wie zwei Schiebetüren, die sich schließen.
> Langsam die angewinkelten Arme wieder Richtung Boden bewegen, ohne den Boden zu berühren.
> Die Grundspannung beibehalten; dies gelingt, wenn die Arme und Ellbogen immer vom Boden entfernt bleiben.
> Der Oberkörper bleibt während der Übungsausführung mit dem Brustkorb immer auf dem Boden liegen.
> Die Schultern während der Übung immer aktiv von den Ohren entfernt halten.

werden, um dauerhaft beschwerdefrei zu bleiben. Die kommenden Übungen beschäftigen sich in erster Linie mit der Kräftigung der Rückenmuskulatur.

Level II

Ausgangsposition

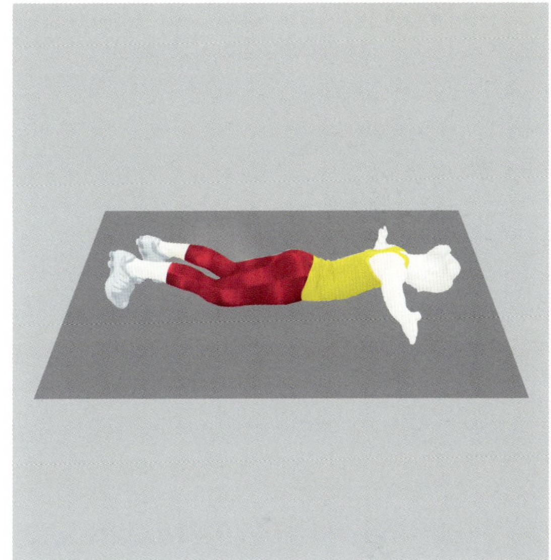

> Begeben Sie sich in die Bauchlage.
> Ihre Beine sind hüft- bis schulterbreit geöffnet.
> Die Füße sind aufgestellt, Ihre Knie berühren den Boden.
> Strecken Sie Ihre Arme seitlich lang aus, dabei das Ellbogengelenk leicht gebeugt lassen.
> Drehen Sie Ihre Hände so, dass die Handkanten Richtung Boden schauen.
> Der Hals ist lang, in der Verlängerung zum Hinterkopf, mit Blick nach unten.

Übungsausführung

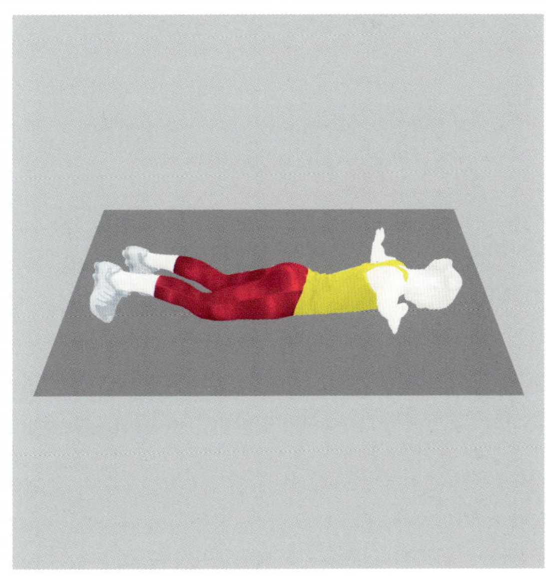

> Heben Sie nun langsam Ihre Arme nach oben.
> Spüren Sie dabei, wie die beiden Schulterblätter näher an die Wirbelsäule kommen, ähnlich wie zwei Schiebetüren, die sich schließen.
> Langsam die langen Arme wieder Richtung Boden bewegen, ohne den Boden zu berühren.
> Wichtig ist, die Grundspannung immer beizubehalten, dies gelingt, wenn die Arme immer vom Boden entfernt bleiben.
> Der Oberkörper bleibt während der Übungsausführung mit dem Brustkorb immer auf dem Boden liegen.

Flieger

Level III

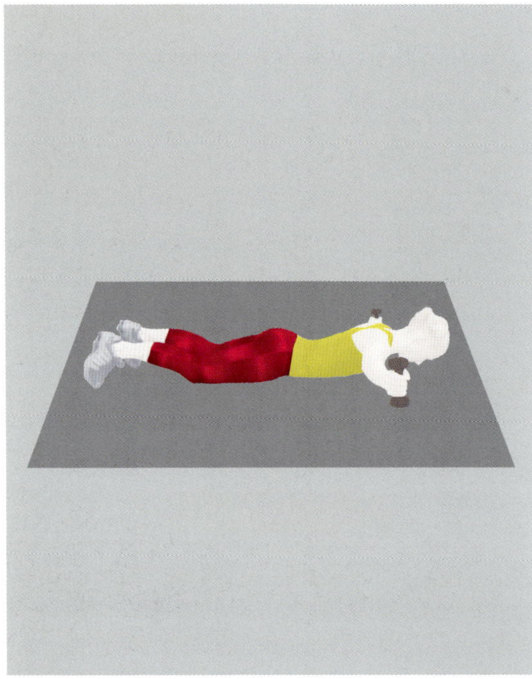

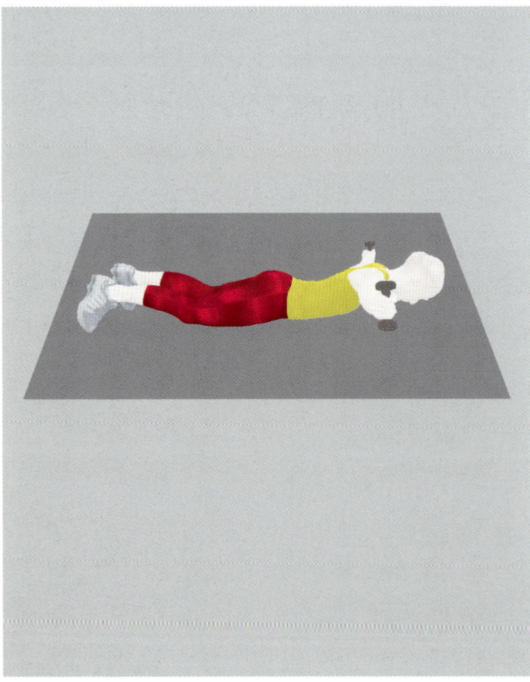

Ausgangsposition

> Legen Sie sich für diese Übung ein paar Handgewichte oder mit Wasser oder Sand gefüllte Kunststoffflaschen bereit.

> Begeben Sie sich in die Bauchlage.

> Ihre Beine sind hüft- bis schulterbreit geöffnet.

> Die Füße sind aufgestellt, Ihre Knie berühren den Boden.

> Nehmen Sie Ihre Hanteln oder Flaschen in die Hand.

> Strecken Sie Ihre Arme seitlich lang aus, dabei das Ellbogengelenk leicht gebeugt lassen.

> Halten Sie Ihre Hände so, dass die Handkanten Richtung Boden schauen.

> Der Hals ist lang, in der Verlängerung zum Hinterkopf, mit Blick nach unten.

Übungsausführung

> Heben Sie nun langsam Ihre langen Arme nach oben.

> Spüren Sie dabei, wie die beiden Schulterblätter näher an die Wirbelsäule kommen, ähnlich wie zwei Schiebetüren, die sich schließen.

> Langsam die langen Arme wieder Richtung Boden, ohne dass Sie mit dem Gewicht oder den Armen den Boden berühren.

> Der Oberkörper bleibt während der Übungsausführung mit dem Brustkorb immer auf dem Boden liegen.

> Die Schultern während der Übung immer aktiv von den Ohren entfernt halten.

Alternativen

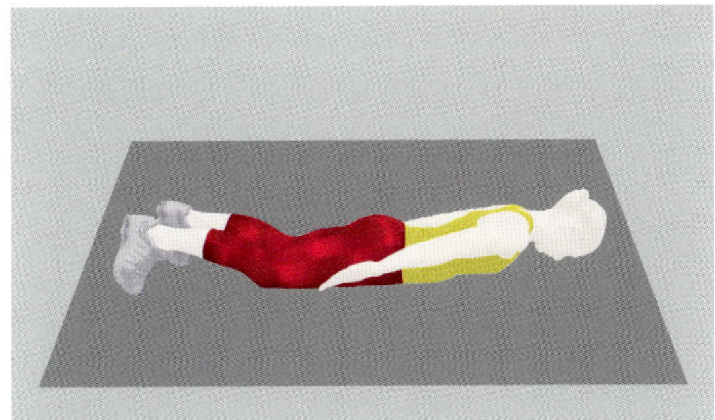

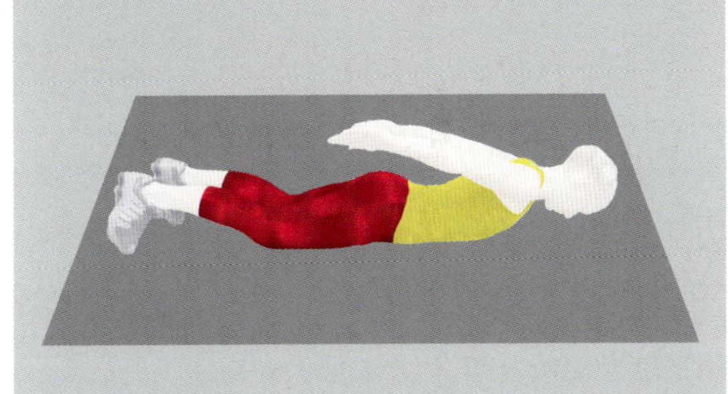

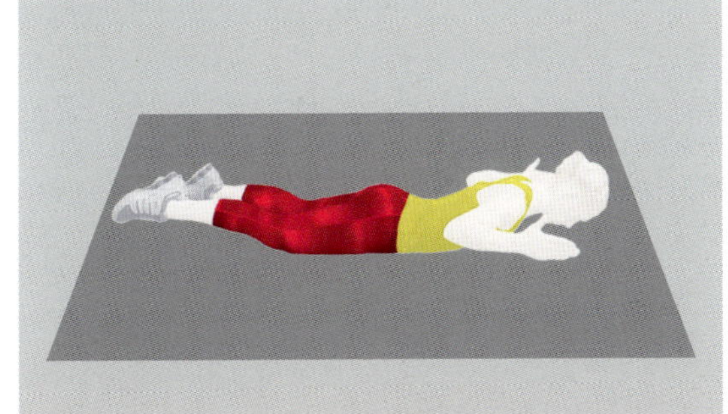

Die in den vorigen Übungen beschriebene Bauchlage einnehmen. Ihre Arme lang nach hinten strecken und über dem Boden schweben lassen. Handflächen zeigen nach oben. Brustbein nach vorne ziehen. Die Hände streben zu den Füßen, somit sind die Schultern von den Ohren deutlich entfernt. Stellen Sie sich vor, Sie haben eine schwere Marmorplatte auf dem Gesäß liegen. Diese Marmorplatte langsam mit beiden langen Armen nach oben heben und wieder absenken, ohne dass die Arme den Boden berühren. Der Oberkörper bleibt dabei immer am Boden liegen.

Die vorher aufgeführten Übungen aus Level 1–3 inkl. Alternative können Sie weiter intensivieren. Heben Sie hierzu Ihre beiden lang gestreckten Beine etwas vom Boden, strecken Sie jetzt auch Ihre Füße in die Länge. Die Beine werden während der Bewegungsausführung der Arme immer in der gleichen Position gehalten. Durch die gehobenen Beine aktivieren Sie zusätzlich Ihre Muskulatur in Beinen, Gesäß und restlichem Rückenbereich.

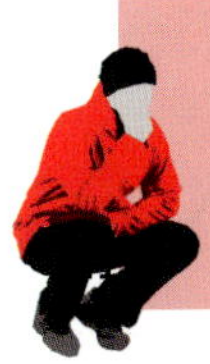

Heikos Coaching-Tipp

Auch das Nach-unten-Gehen auf den Boden können Sie rückengerecht gestalten. Gehen Sie mit einem Bein in den Ausfallschritt nach vorne, stützen Sie sich mit den Händen auf dem vorderen Oberschenkel ab. Langsam das hintere Knie auf der Matte ablegen. Beide Hände zum Abstützen auf dem Boden platzieren und das andere Knie ebenfalls auf den Boden bringen. Das Gesäß zur Seite kippen und auf der Matte zum Sitzen kommen. Langsam in die Seitenlage nach unten gehen und auf den Bauch drehen. In umgekehrter Reihenfolge können Sie sich auch wieder vom Boden nach oben begeben.

Schwimmen & I-X-I

Diese Übungen für den Rücken sind angelehnt an Übungen aus dem Pilates- und Yogatraining. Damit kräftigen Sie den gesamten Rücken, gleichzeitig auch den Schultergürtel und die Gesäßmuskulatur und sorgen für Stabilität im Rumpf. Bei diesen Übungen ist es wichtig, ohne Schwung, nur mit gesteuerter Kraft zu arbeiten, die Stabilität im Körper

Level I

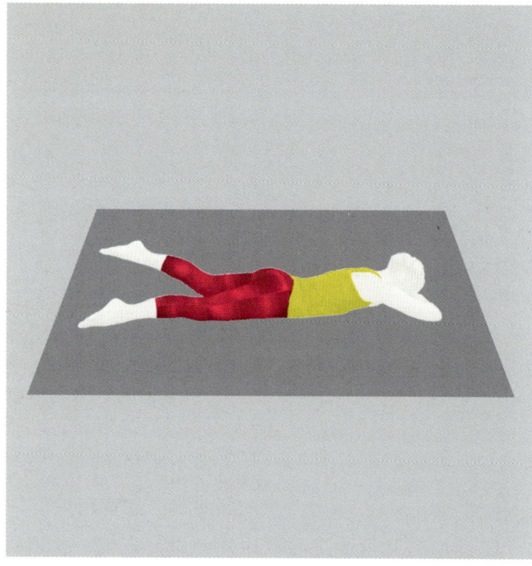

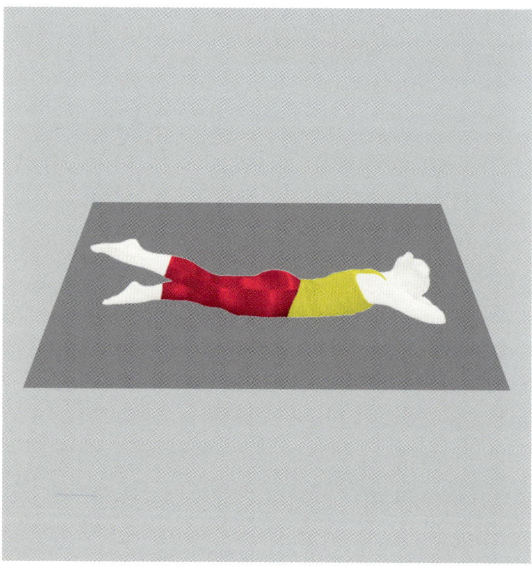

Ausgangsposition

> Begeben Sie sich in die Bauchlage.
> Ihre langen Beine und die Fußrücken am Boden ablegen.
> Verschränken Sie Ihre Arme vor dem Kopf, die Hände übereinander und auf dem Boden abgelegt.
> Die Stirn entspannt auf Ihre Handrücken platzieren.
> Halswirbelsäule lang lassen – in einer Linie zum Hinterkopf.
> Schultern entspannt.
> Bauchnabel nach innen ziehen, den Bauch anspannen.

Übungsausführung

> Die Beine und Füße lang strecken und anspannen.
> Die Spannung in den Beinen deutlich wahrnehmen.
> Schambein sanft in den Boden drücken und die lang gestreckten Beine vom Boden lösen.
> Nun beginnen Sie im Wechsel Ihre Beine zu heben und zu senken; kurze dynamische Paddelbewegungen durchzuführen, ohne dabei den Boden zu berühren.
> Die Bewegung kommt aus den Hüftgelenken.
> Versuchen Sie, während der Bewegung Becken und Rumpf ruhig zu halten.

dauerhaft beizubehalten und den Nacken sowie den Schultergürtel entspannt zu lassen. Ihre Körpermitte stabilisieren Sie, indem Sie Ihren Bauchnabel zur Wirbelsäule gezogen halten. Achten Sie darauf, dass die beiden Hüftknochen und der Brustkorb immer ruhig am Boden liegen bleiben. Versuchen Sie weiterhin, den Atem fließen zu lassen.

Level II

Ausgangsposition

> Begeben Sie sich in die Bauchlage.
> Ihre langen Beine und die Fußrücken am Boden ablegen.
> Die Arme nach vorne lang ausstrecken, Handflächen zeigen zum Boden.
> Halswirbelsäule lang lassen – in einer Linie zum Hinterkopf.
> Schultern nach hinten ziehen.
> Bauchnabel nach innen ziehen, den Bauch anspannen.

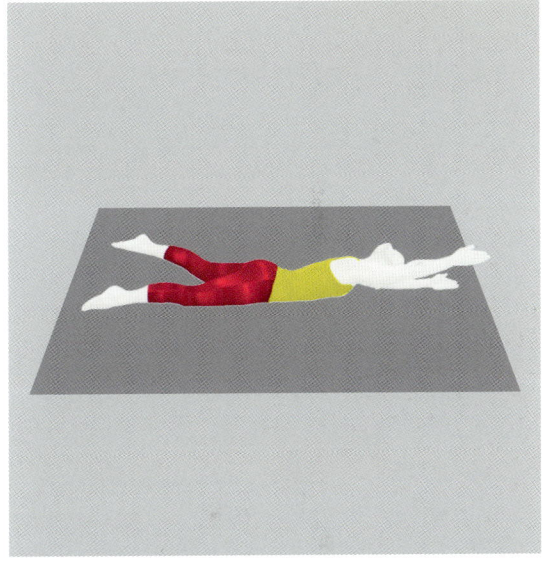

Übungsausführung

> Beine, Füße und Arme in die Länge strecken und anspannen.
> Die Spannung in Beinen und Armen deutlich wahrnehmen.
> Schambein sanft in den Boden drücken und die lang gestreckten Beine und Arme vom Boden lösen.
> Die Arme mit den Beinen über die Diagonale im Wechsel heben und senken; kurze dynamische Paddelbewegungen durchführen.
> Das Gesicht schwebt über dem Boden, Blick nach unten.
> Die Schultern fließen zum Hosenbund.
> Die Bewegung kommt nur aus den Schulter- und Hüftgelenken.
> Versuchen Sie, während der Bewegung Becken und Rumpf ruhig zu halten.

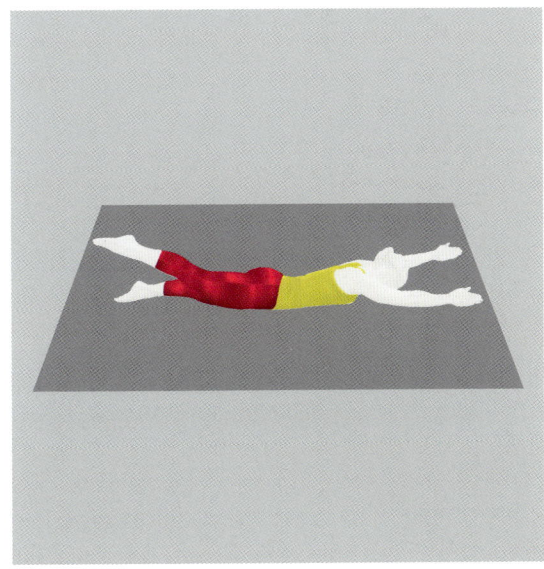

Schwimmen & I-X-I

Level III

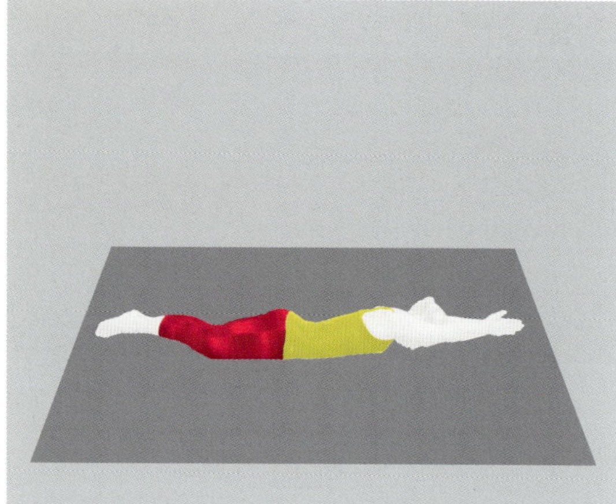

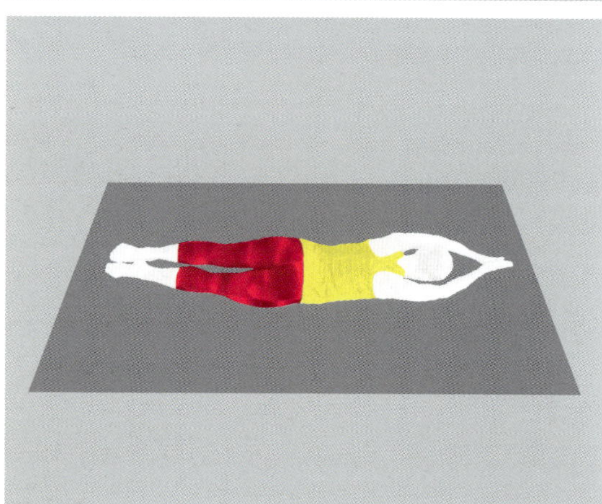

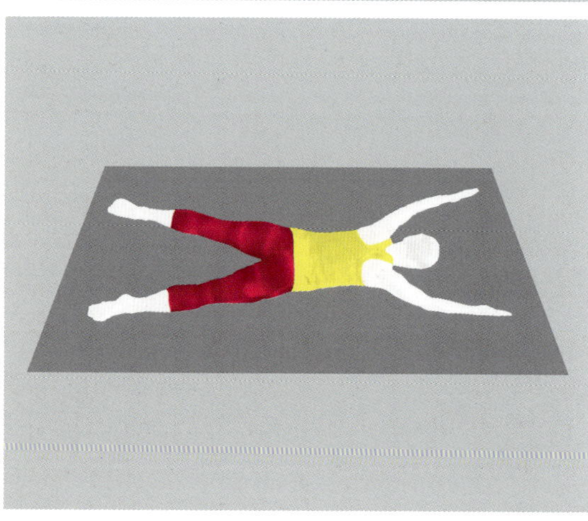

Ausgangsposition

- Begeben Sie sich in die Bauchlage.
- Ihre langen Beine und die Fußrücken am Boden ablegen.
- Die Arme nach vorne lang ausstrecken, Handkanten zeigen zum Boden und Handflächen berühren sich.
- Halswirbelsäule lang lassen – in einer Linie zum Hinterkopf.
- Schultern nach hinten ziehen.
- Bauchnabel nach innen ziehen, den Bauch anspannen.

Übungsausführung

- Beine, Füße und Arme in die Länge strecken und anspannen.
- Die Spannung in Beinen und Armen deutlich wahrnehmen.
- Schambein sanft in den Boden drücken und die lang gestreckten Beine und Arme vom Boden lösen.
- Die langen Arme und Beine gleichzeitig langsam diagonal zur Seite öffnen.
- Von oben gesehen sieht es jetzt aus wie der Buchstabe X.
- Beine und Arme wieder schließen, von oben gesehen beschreiben Sie jetzt mit Ihren Armen, Beinen und dem Körper den Buchstaben I oder eine Linie.
- Das Gesicht schwebt über dem Boden, Blick Richtung nach unten.
- Die Schultern fließen zum Hosenbund.
- Gleichmäßig und fließend atmen.
- Die Bewegung kommt nur aus den Schulter- und Hüftgelenken.
- Versuchen Sie, während der Bewegung Becken und Rumpf ruhig zu halten.

Alternativen

Sie können die Übungen auch abwandeln und statisch, also ohne Bewegung, durchführen. In die Bauchlage begeben, so wie bereits beschrieben. Beine, Füße und Arme in die Länge strecken und anspannen. Die Handkanten zeigen Richtung Boden; stellen Sie sich vor, Sie hätten ein kleines Paket zwischen den Handflächen. Schambein sanft in den Boden drücken und die lang gestreckten Beine und Arme lösen und schwebend über dem Boden halten.

Das Gesicht schwebt über dem Boden, Blick Richtung nach unten. Die Schultern fließen zum Hosenbund. Gleichmäßig und fließend in der Position atmen.

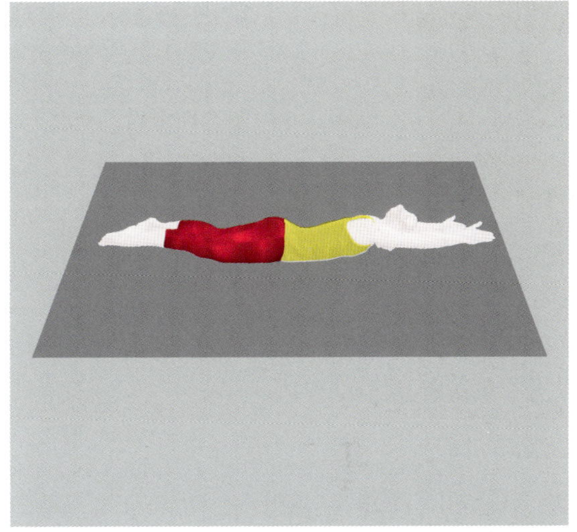

Weitere Varianten aus den Übungen von Level II. Sie paddeln nur mit den Armen, legen die Arme ab. Dann paddeln Sie ein paar Mal mit den Beinen, legen die Beine wieder ab, und wieder umgekehrt – immer im Wechsel.

Auch eine Tempoänderung der Paddelbewegungen von langsam auf etwas schneller ist möglich. Oder Sie paddeln mit den Armen, während die Beine sich diagonal zur Seite öffnen und wieder schließen.

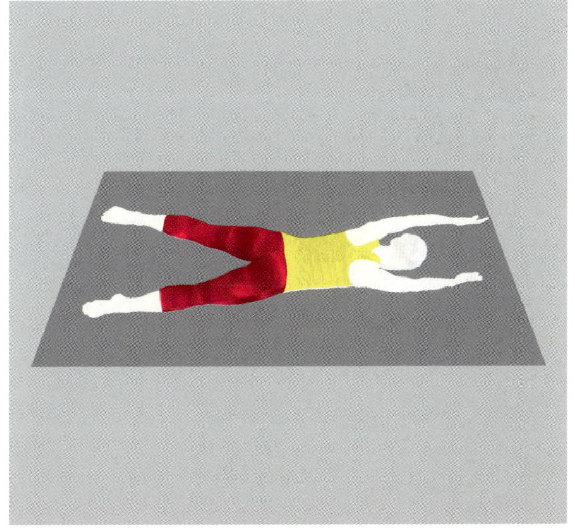

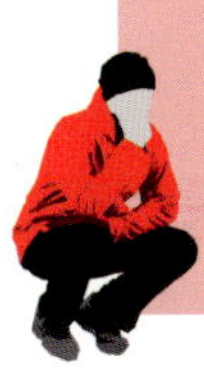

Heikos Coaching-Tipp

Pilates ist ein Trainingskonzept, das seinen Ursprung in den 1920er-Jahren hatte. Entwickelt und bis ins hohe Alter praktiziert und gelehrt wurde es von dem Deutschen Joseph Pilates. Das aktuelle, weiterentwickelte Pilatestraining gilt als sehr gesundheitsorientiert und funktionell. Es kräftig vor allem die Körpermitte und den Rücken. Es spricht die Tiefenmuskulatur an und erhöht gleichzeitig die Beweglichkeit der Wirbelsäule. Nicht ohne Grund bezuschussen die deutschen Krankenkassen die Teilnahme an qualifizierten Pilateskursen als Vorsorge gegen Rückenbeschwerden.

Rumpfheber

Die folgenden Übungen sprechen in erster Linie die Rückenmuskulatur im unteren Sektor an. Bei der Übungsausführung sollten Sie darauf achten, dass diese besonders konzentriert, kontrolliert, muskulär gesteuert und vor allem langsam durchgeführt werden. Der untere Bereich des Rückens, die Lendenwirbelsäule, ist von allen Wirbelsäulenabschnitten

Level I

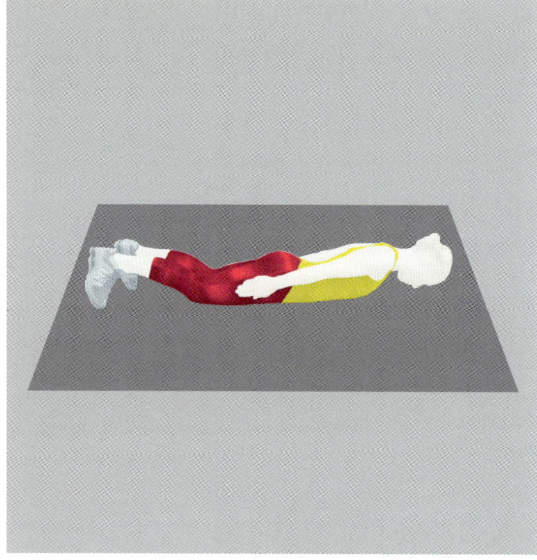

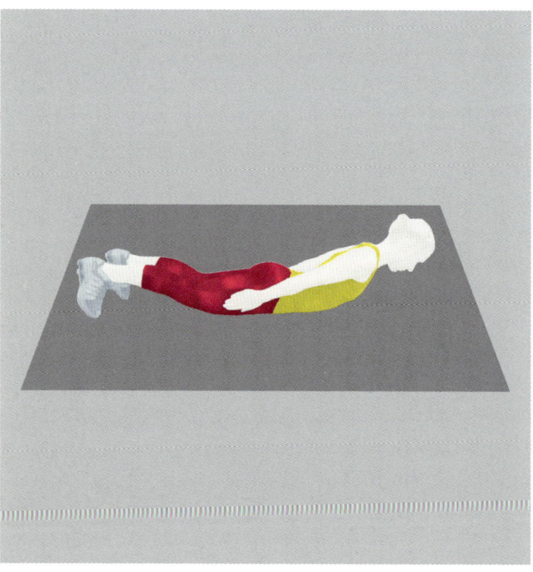

Ausgangsposition

> Begeben Sie sich in die Bauchlage.
> Ihre Füße hüftbreit auf den Zehen aufstellen.
> Die Knie dabei auf der Matte lassen.
> Beide Arme nach hinten strecken und die Handflächen an die Außenseiten vom Oberschenkel ablegen.
> Blick nach unten richten, Hinterkopf und Hals bilden eine lange Linie.
> Schultern nach hinten ziehen und Brustbein nach vorne.
> Oberkörper etwas vom Boden anheben.

Übungsausführung

> Langsam den Oberkörper weiter nach oben heben.
> Dabei löst sich ein Großteil des Brustkorbs von der Matte.
> Halten Sie weiterhin Ihren Nacken lang und den Blick nach unten.
> Die Arme und Finger streben zu den Füßen, als ob Sie die Füße erreichen wollten.
> Nehmen Sie die Anspannung im unteren Bereich des Rückens bewusst wahr.
> Wieder langsam nach unten bewegen, aber nicht ganz ablegen.
> Führen Sie die Bewegungen fließend aus und atmen Sie dabei gleichmäßig.

der unbeweglichste Teil. Dies ist anatomisch von der Natur schon vorgegeben. Deshalb sind schnelle und ruckartige Bewegungen in diesem Bereich absolutes Gift für den Rücken. Langsame Bewegungen sind zwar anstrengender, aber auch viel effektiver.

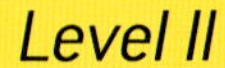

Ausgangsposition

> Begeben Sie sich in die Bauchlage.
> Ihre Füße hüftbreit auf den Zehen aufstellen.
> Die Knie dabei auf der Matte lassen.
> Beide Arme vor der Stirn verschränken, evtl. Hände übereinanderlegen.
> Legen Sie die Stirn entspannt auf den Handrücken ab.
> Ihr Hinterkopf und Hals bilden eine lange Linie.
> Schultern nach hinten ziehen.
> Hände und Arme etwas vom Boden anheben.

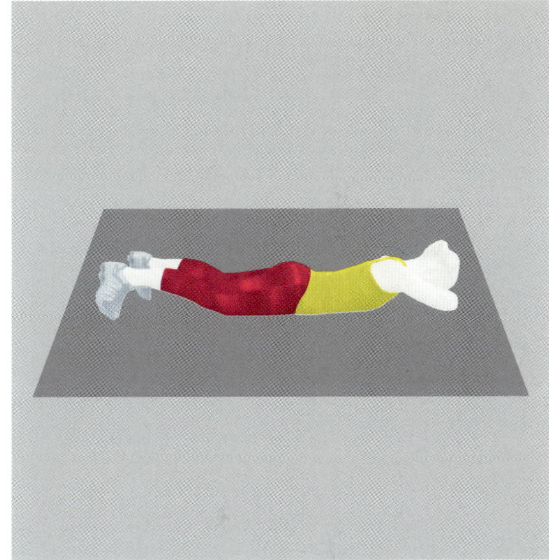

Übungsausführung

> Langsam den Oberkörper mit den angewinkelten Armen weiter nach oben heben.
> Dabei löst sich ein Großteil des Brustkorbs von der Matte.
> Lassen Sie Ihren Kopf weiterhin entspannt auf den Handrücken liegen, den Hals lang lassen.
> Nehmen Sie die Anspannung im unteren Bereich des Rückens bewusst wahr.
> Wieder langsam nach unten bewegen.
> Hände, Unterarme und Ellbogen bleiben immer etwas vom Boden entfernt.
> Führen Sie die Bewegungen fließend aus und atmen Sie dabei gleichmäßig.

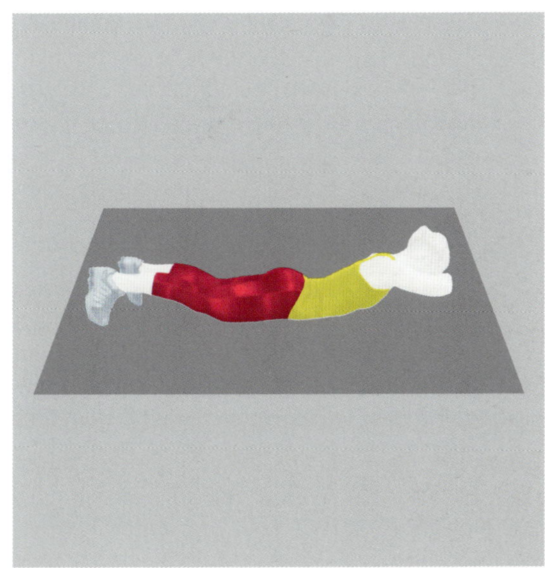

Rumpfheber

Level III

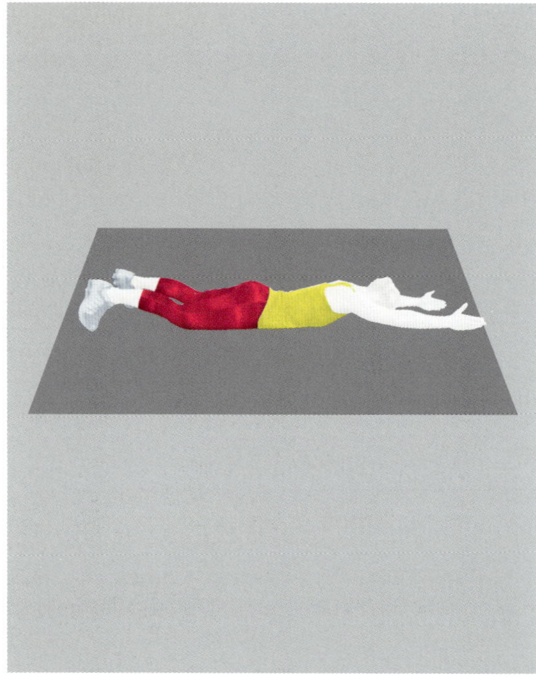

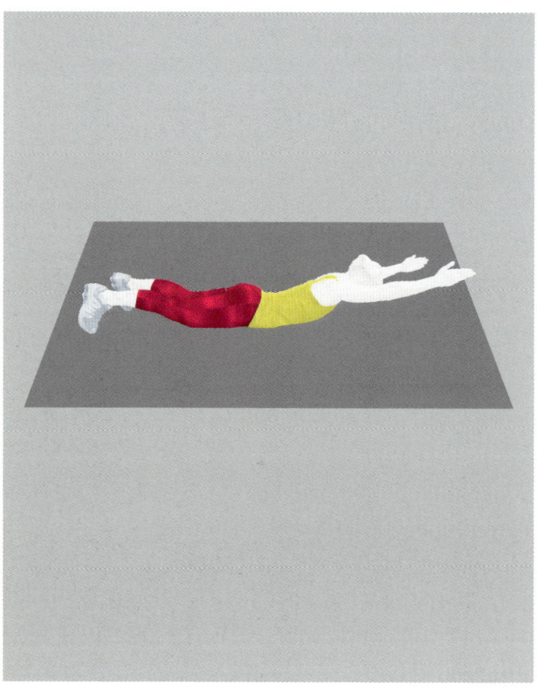

Ausgangsposition

> Begeben Sie sich in die Bauchlage.
> Ihre Füße hüftbreit auf den Zehen aufstellen.
> Die Knie dabei auf der Matte lassen.
> Beide Arme zunächst vorne ablegen, Ihre Daumen zeigen nach oben.
> Blick nach unten richten, Hinterkopf und Hals bilden eine lange Linie.
> Schultern nach hinten ziehen und Brustbein nach vorne.
> Nacheinander die Arme und den Oberkörper etwas vom Boden anheben, um Grundspannung aufzubauen.

Übungsausführung

> Den Oberkörper in einer kleinen kontrollierten und langsamen Bewegung weiter nach oben anheben.
> Halten Sie weiterhin Ihren Nacken lang und den Blick nach unten.
> Nehmen Sie die Anspannung im Rücken bewusst wahr.
> Wieder langsam nach unten bewegen, aber nicht ganz ablegen, um die Grundspannung beizubehalten.
> Arme und Hände bleiben auch in der unteren Position immer etwas vom Boden entfernt.
> Führen Sie die Übung fließend in kleinen, langsamen und kontrollierten Bewegungen aus.
> Während der Übung ruhig und gleichmäßig atmen.

Alternativen

Durch eine Veränderung der Armposition können Sie die Intensität weiter variieren. Der Übungsablauf ist identisch, nur dass Sie Ihre Arme lang zur Seite ausgestreckt halten. Dabei die Hände so positionieren, dass die Daumen nach oben zeigen. Ihre Arme bleiben bei der gesamten Übungsdurchführung immer vom Boden entfernt. Die Bewegung hoch-tief erfolgt nur mit dem Oberkörper.

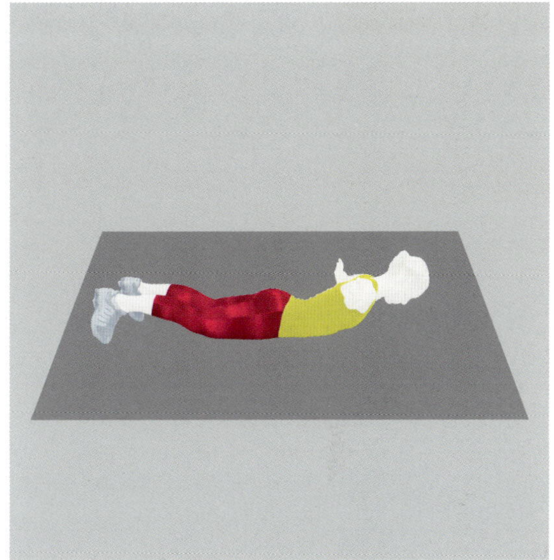

Für diese Alternative benötigen Sie ein Gewicht (Hantel oder gefüllte Kunststoffflasche). Gehen Sie vor wie auf S. 51 beschrieben. Legen Sie das Gewicht in den oberen Bereich der Schulter und sichern Sie es, indem Sie es während der Übung mit Ihren Händen halten. Nicht mit den Händen das Gewicht heben und senken. Blick nach unten richten. Halten Sie Ihren Hinterkopf in der Verlängerung zum langen Hals. Die Übung ansonsten wie beschrieben durchführen.

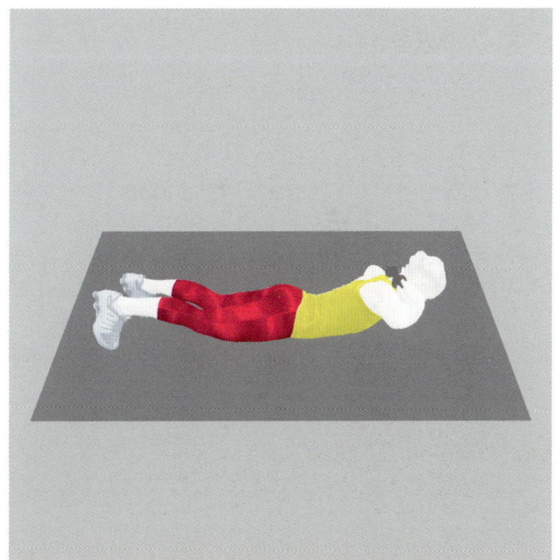

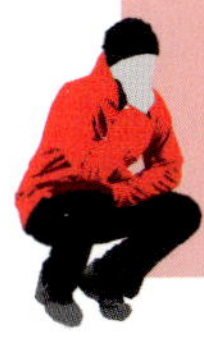

Heikos Coaching-Tipp

Wenn Sie bei Übungen in der Bauchlage leicht dazu neigen, ins Hohlkreuz zu fallen, empfehle ich Ihnen, ein zusammengerolltes Handtuch unter Ihre Beckenknochen zu legen. Dadurch wird die Lendenwirbelsäule entlastet – und Sie arbeiten rückenschonender.

Kräftigung Rücken
Diagonale

Bei dem nächsten Übungssegment ist die Bewegungssteuerung immer diagonal. Mit diesen Übungen trainieren Sie die Rückenmuskulatur anders und setzen somit einen neuen Trainingsreiz. Dies ist wichtig, um den Körper stetig neu zu fordern. Darüber hinaus schulen Sie auch gezielt die Überkreuzkoordination, das Zusammenspiel von rechter und

Level I

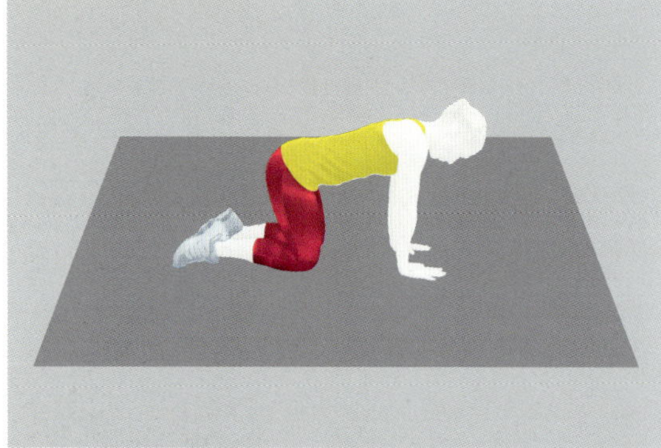

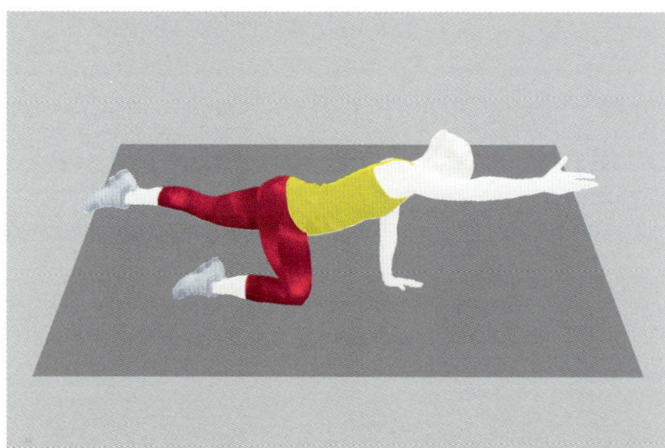

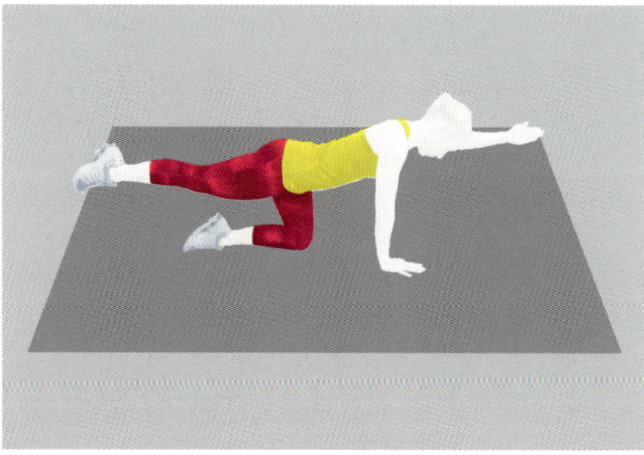

Ausgangsposition

> Begeben Sie sich in den Vier-Füßler-Stand auf die Matte.

> Dabei liegen Hüft- und Kniegelenk sowie Schulter- und Ellbogengelenk übereinander, Schultern von den Ohren weghalten.

> Ihre Fußrücken legen Sie auf der Matte ab.

> Die Körpermitte wird durch Bauchspannung stabilisiert und der Rücken lang gehalten.

> Blick nach unten richten.

Übungsausführung

> Nun strecken Sie Ihren langen rechten Arm nach vorne.

> Ihre Hand halten Sie so, dass der Daumen nach oben zeigt.

> Gleichzeitig strecken Sie Ihr linkes Bein lang nach hinten.

> Rechter Arm, Hinterkopf, Rücken, Gesäß bis hin zum linken Bein und Fuß bilden eine Horizontale.

> Wechseln Sie die Seite, also linker Arm und rechtes Bein strecken.

> Versuchen Sie, den Wechsel von der einen auf die andere Seite fließend zu gestalten.

> Der Rücken bleibt während der Übungsausführung immer lang und stabil.

linker Gehirnhälfte. Grundsätzlich benutzen wir zwar beide Gehirnhälften, jedoch eine bevorzugen wir. Durch diese Übungen tun wir nicht nur unserem Rücken etwas Gutes, sondern verbessern auch unser Gehirnpotenzial.

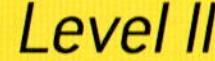

Ausgangsposition

> Begeben Sie sich in den Vier-Füßler-Stand auf die Matte.
> Dabei liegen Hüft- und Kniegelenk sowie Schulter- und Ellbogengelenk übereinander, Schultern von den Ohren weghalten.
> Ihre Fußrücken legen Sie auf der Matte ab.
> Die Körpermitte wird durch Bauchspannung stabilisiert und der Rücken lang gehalten.
> Blick nach unten richten.
> Nun strecken Sie Ihren langen rechten Arm nach vorne.
> Ihre Hand halten Sie so, dass der Daumen nach oben zeigt.
> Ihr linkes Bein strecken Sie lang nach hinten.
> Rechte Handkante und die linken Zehen berühren fast den Boden.

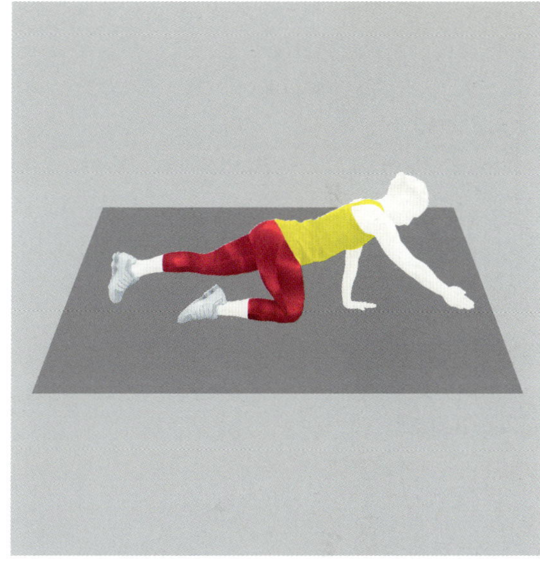

Übungsausführung

> Heben Sie gleichzeitig den langen Arm und das lange Bein weiter nach oben, bis Sie eine horizontale Linie mit Ihrem Körper bilden.
> Danach Arm und Bein nach unten führen, kurz bevor Sie den Boden berühren, wieder anheben.
> Wechseln Sie Arm- und Beinseite und wiederholen Sie die Übung.

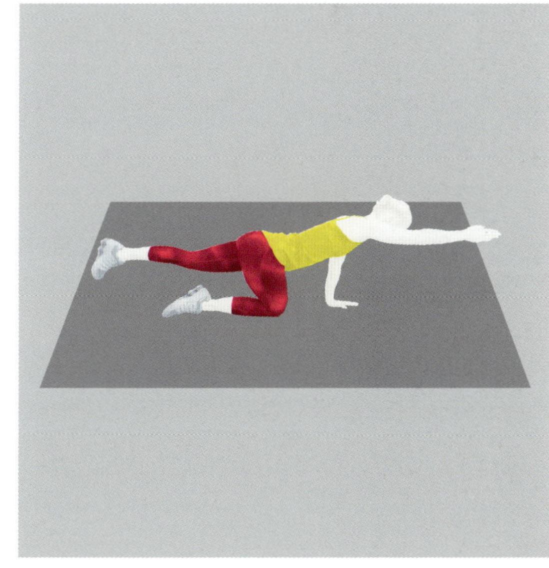

Diagonale

Level III

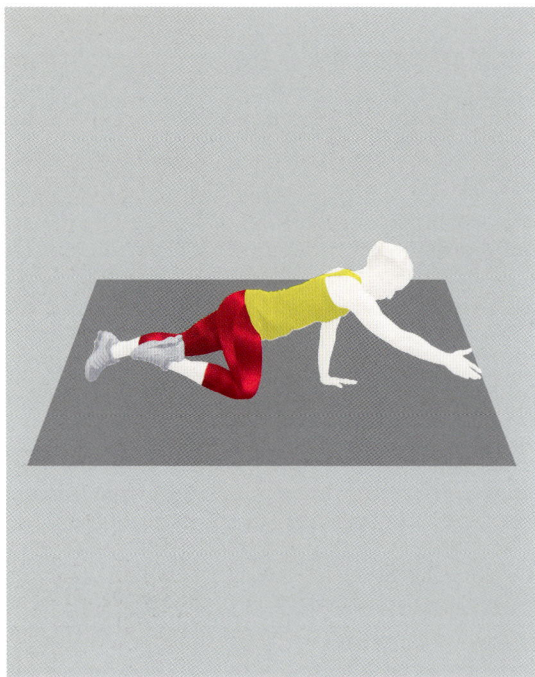

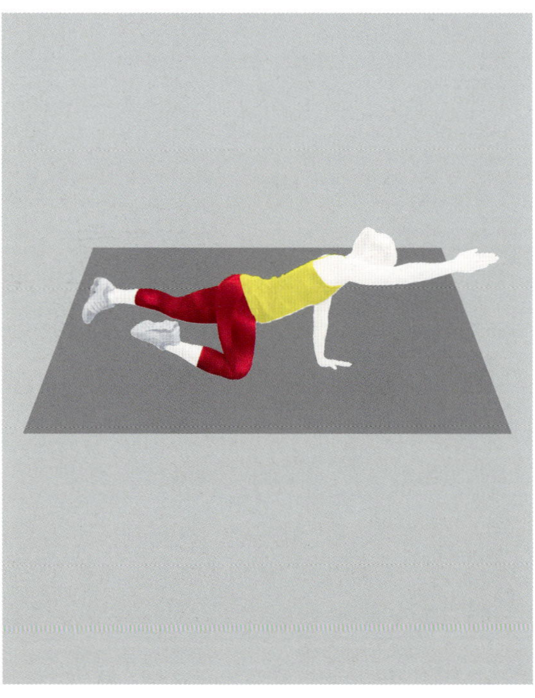

Ausgangsposition

> Begeben Sie sich in den Vier-Füßler-Stand auf die Matte.
> Dabei liegen Hüft- und Kniegelenk sowie Schulter- und Handgelenk übereinander.
> Die Körpermitte wird durch Bauchspannung stabilisiert.
> Blick nach unten richten.
> Nun strecken Sie Ihren langen rechten Arm nach vorne.
> Ihre Hand halten Sie so, dass der Daumen nach oben zeigt.
> Ihr linkes Bein strecken Sie lang nach hinten.
> Lösen Sie Ihren rechten Fußrücken vom Boden, sodass Sie sich auf dem Knie ausbalancieren und stabilisieren müssen.

Übungsausführung

> Rechte Handkante und die linken Zehen berühren fast den Boden.
> Heben Sie nun gleichzeitig den langen Arm und das lange Bein weiter nach oben, bis sie eine horizontale Linie mit Ihrem Körper bilden.
> Danach den langen Arm und das lange Bein nach unten führen, kurz bevor Sie den Boden berühren, wieder anheben.
> Versuchen Sie die Bewegung fließend und muskulär gesteuert durchzuführen.
> Der Rücken bleibt während der Übungsausführung immer lang und stabil.
> Die beiden Beckenknochen zeigen permanent nach unten.
> Wechseln Sie Arm- und Beinseite und wiederholen Sie die Übung.

Alternativen

Mit den folgenden Alternativen können Sie je nach Wunsch Abwechslung in Ihre Trainingseinheiten bringen. Die Übungen in Level 1–3 können Sie auch auf einer zusammengerollten Gymnastikmatte oder dicken gerollten Decke ausprobieren. Hierzu platzieren Sie die gerollte Gymnastikmatte unter beide Knie oder unter beide Hände. Die Übungsausführung ist gleich. Der instabile Untergrund gibt den Übungen eine ganz neue und fordernde Intensität und Qualität. Bevor Sie mit den Alternativen experimentieren, sollten Sie Level III bereits sicher beherrschen.

Sie haben ein paar Gewichte (Hanteln oder gefüllte Kunststoffflasche) zum Trainieren. Dann können Sie das Gewicht in die Hand mit dem langen Arm nehmen. Durch den langen Hebel und das Gewicht vorne erhöhen Sie den Kraftaufwand der Übungen. Allerdings sollte das Gewicht 1,0 bis maximal 1,5 kg betragen.

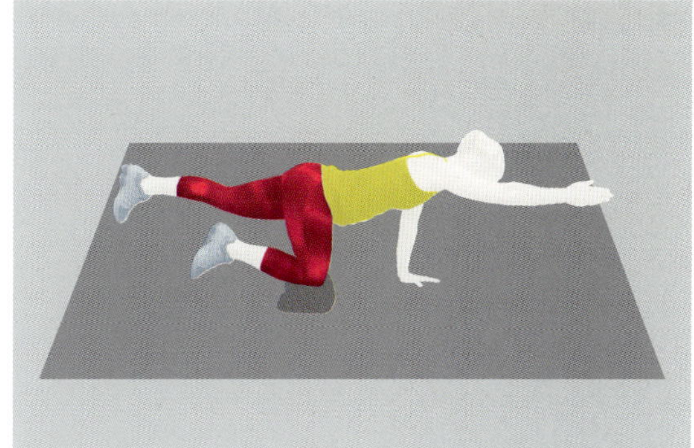

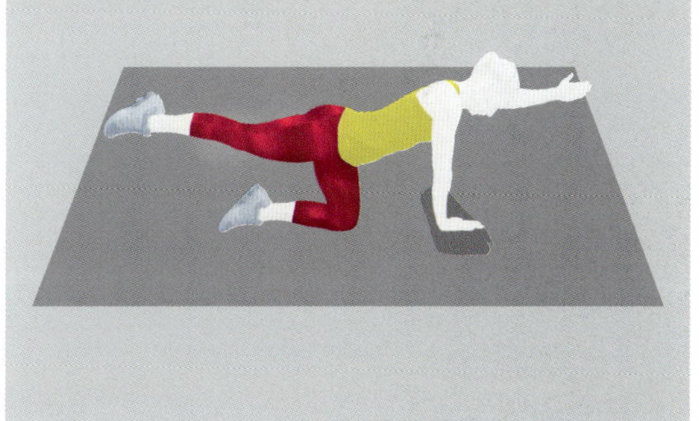

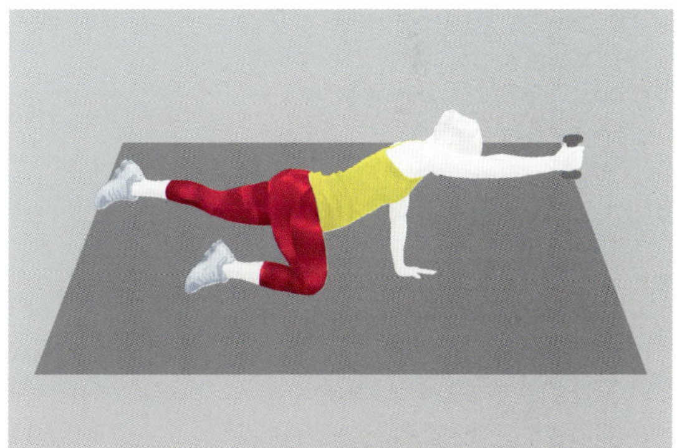

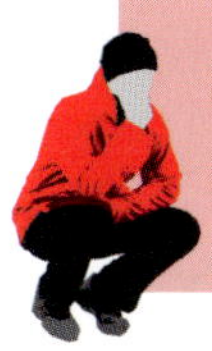

Heikos Coaching-Tipp

Ist es für Sie unangenehm, sich auf der Hand abzustützen? Hier hilft der Fächergriff: Finger und Handballen auf der Matte platzieren. Zwischen Handfläche und Matte Abstand halten und die gespreizten Fingerspitzen etwas in den Boden drücken. Dadurch verteilt sich die Spannung auf die gesamte Hand und nicht nur auf das Gelenk.

Kräftigung Rücken
Heber

Durch das Wechseln der Ausgangsposition vom Liegen in den Stand verändert sich die Qualität und auch die Intensität der jeweiligen Übung. Die Standposition aktiviert, vor allem durch die Oberkörpervorlage, weitere Segmente der Rückenmuskulatur. Aber auch die Muskeln von Bauch, Beinen und Po sind aktiviert und müssen Haltearbeit leisten.

Level I

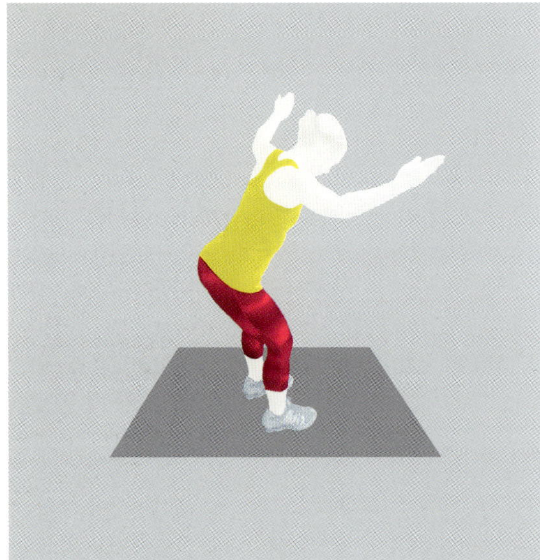

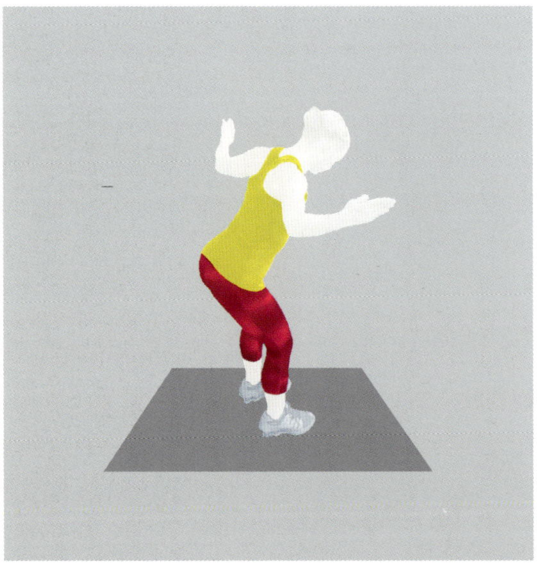

Ausgangsposition

> Begeben Sie sich in den schulterbreiten Stand.
> Oberkörper stabil und aufrecht, die Schultern tief und das Brustbein angehoben.
> Knie leicht beugen und das Gesäß etwas nach hinten schieben.
> Den langen Oberkörper nach vorne in die Vorlage bringen.
> Ihre Arme bringen Sie in die U-Halte. Hierzu die angewinkelten Arme nach außen klappen, Ober- und Unterarm bilden dabei einen rechten Winkel.
> Drehen Sie Ihre Hände so, dass die Daumen nach oben schauen.
> Der Hals ist lang mit Blick diagonal nach unten.

Übungsausführung

> Nun führen Sie langsam Ihre Ellbogen mit Ihren Unterarmen weiter nach hinten.
> Spüren Sie dabei, wie die beiden Schulterblätter näher an die Wirbelsäule kommen.
> Langsam die angewinkelten Arme wieder in die Ausgangsstellung bringen.
> Während der Übungen den Oberkörper immer in der gleichen diagonalen Vorbeuge halten.

Beides zusammen, die Haltearbeit und die dynamischen Bewegungen in den Kräftigungsübungen, führen zu einem höheren Kraftaufwand und Energieverbrauch. Versuchen Sie bei allen folgenden Übungen die Wirbelsäule stabil zu halten.

Level II

Ausgangsposition

- Stellen Sie sich mit schulterbreiten Beinen hin.
- Oberkörper lang und aufrecht, die Schultern tief und das Brustbein angehoben.
- Knie leicht beugen und das Gesäß etwas nach hinten schieben.
- Den langen und stabilen Oberkörper nach vorne in die Diagonale legen.
- Strecken Sie Ihre Arme, mit leicht gebeugten Ellbogen, zur Seite lang auf Schulterhöhe aus.
- Drehen Sie Ihre Hände so, dass die Handflächen nach vorne zeigen.
- Der Hals ist lang, in der Verlängerung des Hinterkopfes.

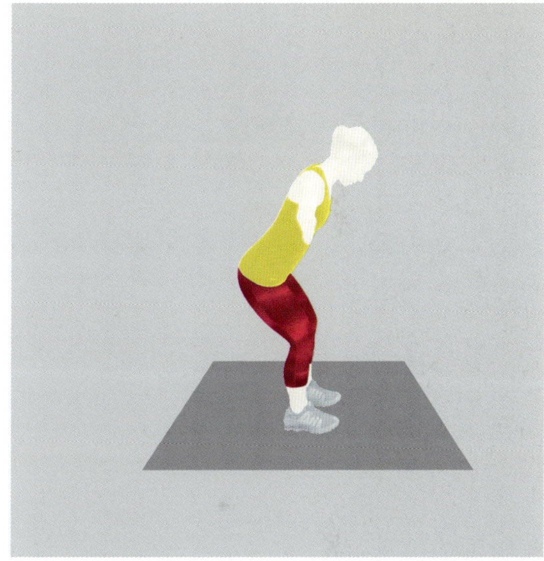

Übungsausführung

- Heben Sie nun langsam Ihre langen Arme weiter nach oben.
- Spüren Sie dabei, wie die beiden Schulterblätter näher an die Wirbelsäule kommen, ähnlich wie zwei Schiebetüren, die sich schließen.
- Langsam die Arme wieder in die Ausgangsposition bringen.
- Bei der Durchführung der Bewegung die Grundspannung in der Körpermitte beibehalten.
- Dies gelingt, wenn Sie Ihren Bauchnabel zur Wirbelsäule gezogen halten.

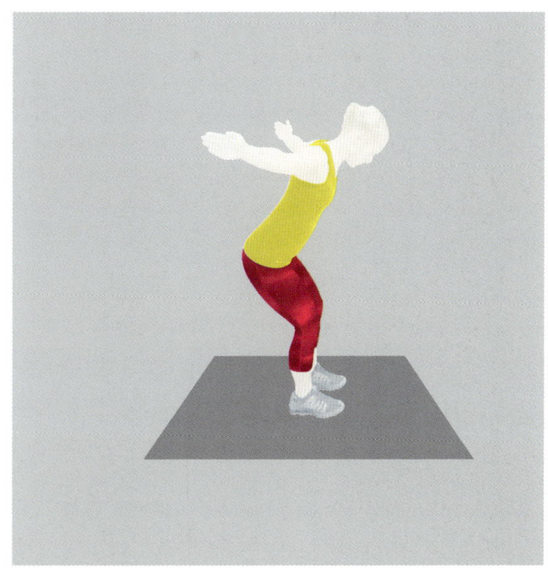

Heber

Level III

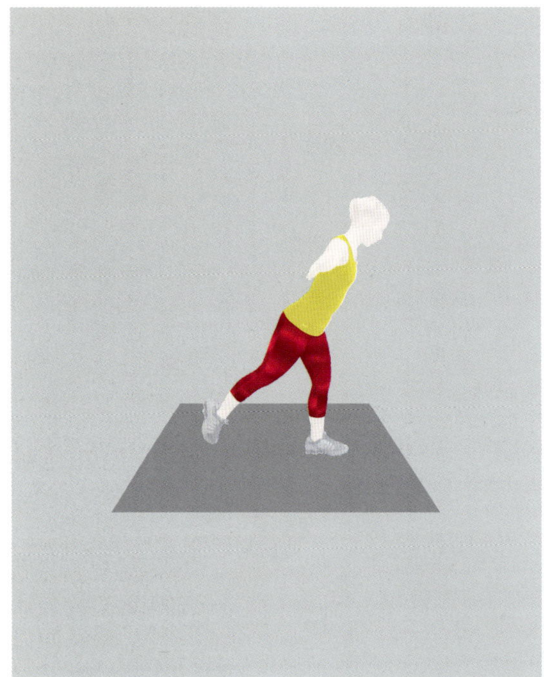

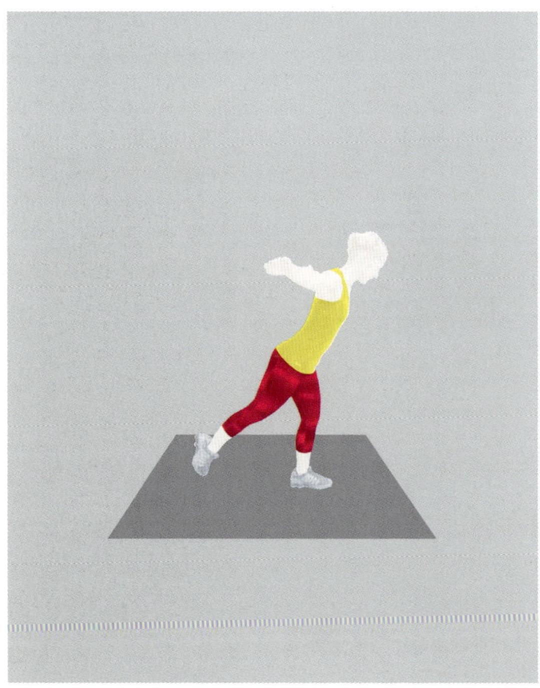

Ausgangsposition

> Stellen Sie sich zunächst in den hüftbreiten Stand.
> Oberkörper lang und aufrecht, die Schultern tief und das Brustbein angehoben.
> Ihr rechtes Bein lang nach hinten strecken und vom Boden lösen.
> Standbein im Knie leicht gebeugt.
> Vom Hinterkopf bis zur Ferse bilden Sie eine Diagonale.
> Halten Sie Ihren Bauchnabel zur Wirbelsäule gezogen, um die Körpermitte zu stabilisieren.
> Atmen Sie ruhig und fließend weiter.
> Strecken Sie Ihre Arme mit leicht gebeugten Ellbogen auf Schulterhöhe lang zur Seite aus.
> Drehen Sie Ihre Hände so, dass die Handflächen nach vorne zeigen.
> Der Hals ist lang, in der Verlängerung des Hinterkopfes, der Blick geht nach unten.

Übungsausführung

> Heben Sie nun langsam Ihre langen Arme weiter nach oben.
> Spüren Sie dabei, wie die beiden Schulterblätter näher an die Wirbelsäule kommen, ähnlich wie zwei Schiebetüren, die sich schließen.
> Langsam die Arme wieder in die Ausgangsstellung bringen.
> Wichtig ist bei der Durchführung der Bewegung, die Grundspannung auch in der Körpermitte beizubehalten.
> Während der Übungen den Oberkörper immer in der gleichen Position halten.
> Beinwechseln nicht vergessen.

Alternativen

Eine weitere Möglichkeit, für die Sie zwei Gewichte benötigen: Begeben Sie sich in den hüftbreiten Stand, Knie leicht gebeugt. Legen Sie Ihren langen Oberkörper in die Vorlage. In Ihren Händen halten Sie die Gewichte, die Arme im rechten Winkel neben dem Körper platzieren. Der Ellbogen zeigt nach hinten. Ihre Schultern sind tief. Ziehen Sie die Ellbogen eng am Körper (Unterarm streift am Körper) weiter nach hinten. Spüren Sie dabei, wie die beiden Schulterblätter näher an die Wirbelsäule kommen. Langsam die Arme wieder in die Ausgangsposition bringen.

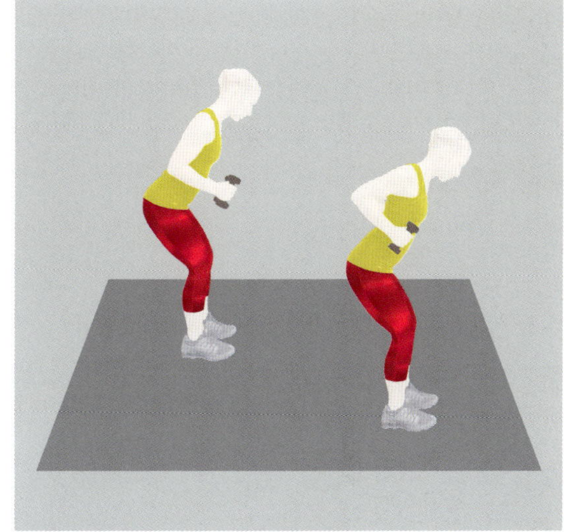

Eine weitere Top-Übung: Rudern im aufrechten Stand. Hierzu benötigen Sie ein Theraband®. Begeben Sie sich in den hüftbreiten Stand, die Knie leicht gebeugt. Den Oberkörper in Vorlage bringen. In Ihren Händen halten Sie das Theraband®. Platzieren Sie Ihre langen Arme auf Brustbeinhöhe. Ihr Theraband® hat zwischen den Händen schon leichte Spannung. Ziehen Sie Ihre Ellbogen nach hinten. Dabei zieht sich das Theraband® auseinander – und es kommt näher zur Brust.

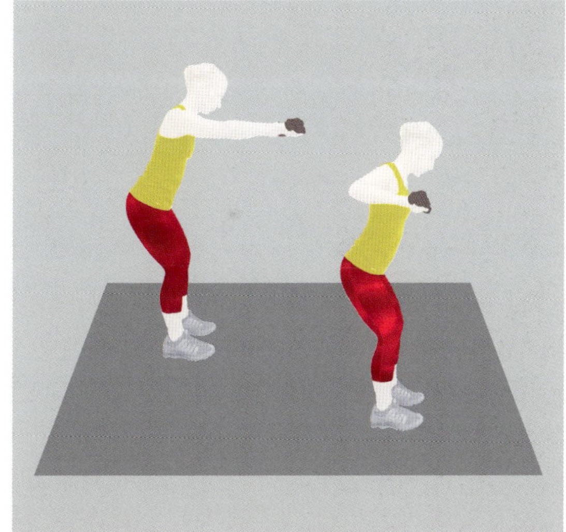

Schwieriger werden die Übungen, wenn Sie sich mit Ihren Füßen auf eine gerollte Gymnastikmatte oder Decke stellen.

Heikos Coaching-Tipp

Schützen Sie besonders Ihre Rückenmuskulatur vor niedrigen Temperaturen, denn Kälte schwächt die Muskeln. Den Rücken immer warm einzupacken zahlt sich dauerhaft mit einem vitalen Rücken aus. Hohe psychische Belastungen, egal, ob privat oder geschäftlich, führen dazu, dass die Muskulatur dauerhaft angespannt ist und sich verkrampft. Diese Daueranspannung führt zu Rückenbeschwerden. Bei psychischen Belastungen mit Entspannungsübungen vorbeugen oder ausgleichen.

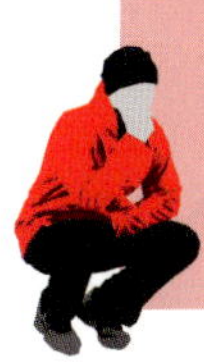

Holzhacker & Flieger

Dieses Rückenmodul ist besonders. Durch die kleinen, dynamischen Bewegungen wird die tief liegende Muskulatur erreicht. Gerade für Menschen mit Rückenbeschwerden ist das Training der Tiefenmuskulatur

Level I

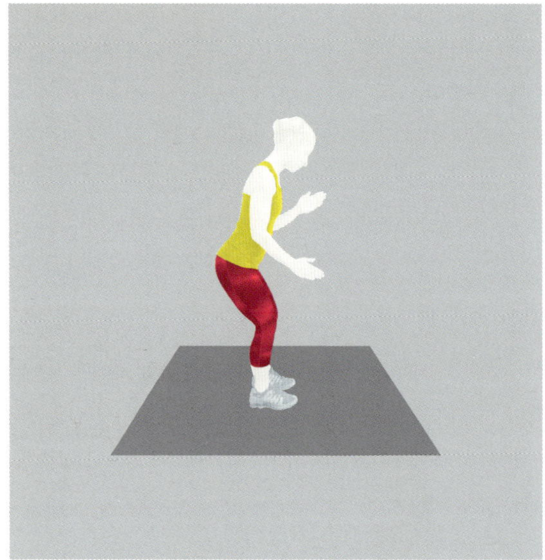

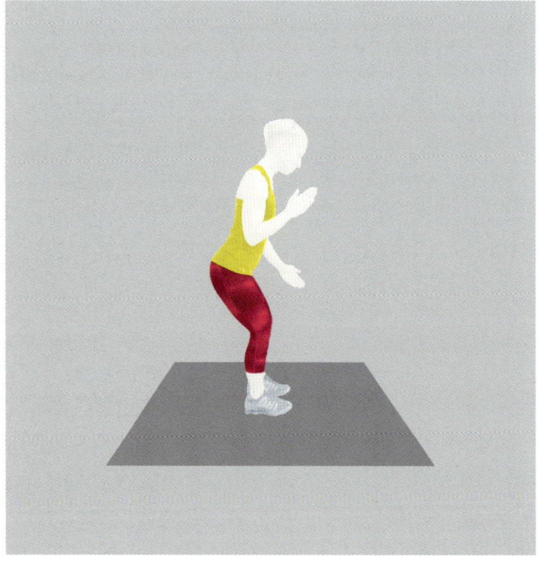

Ausgangsposition

> Stellen Sie sich mit hüft- bis schulterbreiten Beinen hin.

> Oberkörper lang und aufrecht, die Schultern tief und das Brustbein angehoben.

> Die Knie leicht beugen.

> Den langen und stabilen Oberkörper in der aufrechten Position halten.

> Bringen Sie Ihre Arme in den rechten Winkel und legen Sie Ihre Oberarme mit den Ellbogengelenken dicht an die Seite vom Oberkörper.

Übungsausführung

> Beginnen Sie nun, mit Ihren Unterarmen schnelle, kleine Bewegungen wie beim Holzhacken durchzuführen.

> Die Bewegung wird in erster Linie mit den Ellbogengelenken ausgeführt.

> Dabei halten Sie Ihren Oberkörper ganz ruhig und stabilisieren Sie ihn, indem Sie die Rücken- und Bauchmuskulatur anspannen.

> Handgelenke bleiben stabil, Handrücken und Unterarm in einer Linie.

> Die Finger liegen aneinander.

> Weiterhin die Schultern aktiv von den Ohren weg und das Brustbein oben halten.

> Während der Übungsausführung weiterhin ruhig und gleichmäßig atmen.

wichtig. Denn diese Muskulatur liegt sehr gelenksnah und besteht aus vielen kleinen Muskeln. Wer diese Muskeln trainiert, legt sich sozusagen ein Muskelkorsett von innen an.

Level II

Ausgangsposition

> Stellen Sie sich mit hüft- bis schulterbreiten Beinen hin.

> Oberkörper lang und aufrecht, die Schultern tief und das Brustbein angehoben.

> Ihre Knie leicht beugen und das Gesäß etwas nach hinten schieben.

> Den langen und stabilen Oberkörper nach vorne in die Diagonale, in die Vorlage bringen.

> Strecken Sie Ihre Arme lang nach oben, sodass Oberkörper und Arme eine Diagonale bilden.

> Ellbogen noch leicht gebeugt lassen.

> Ihre Oberarme sind parallel zu Ihren Ohren.

> Schultern noch mal bewusst tief ziehen.

> Drehen Sie Ihre Hände so, dass die Handkanten nach unten zeigen.

> Der Hals ist lang, in der Verlängerung des Hinterkopfes, der Blick geht nach unten.

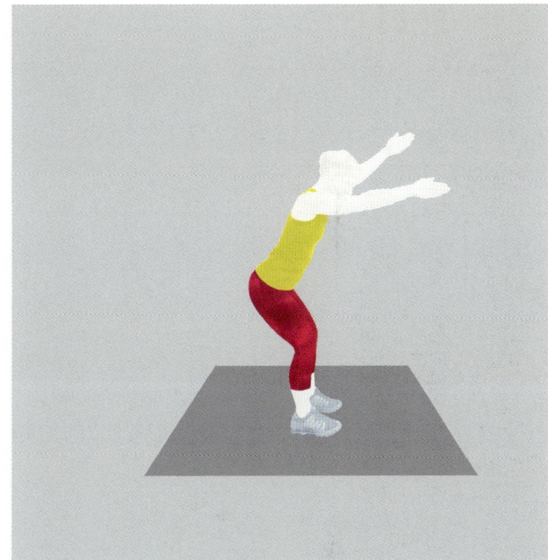

Übungsausführung

> Bewegen Sie Ihre Arme nun in kleinen, hackenden Bewegungen.

> Versuchen Sie Oberkörper, Beckenbereich und Knie durch Muskelanspannung, vor allem im Rücken- und Bauchbereich, ruhig zu halten.

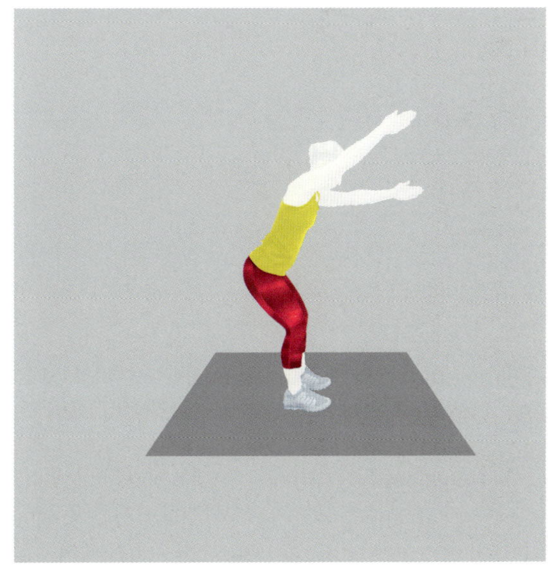

Holzhacker & Flieger

Level III

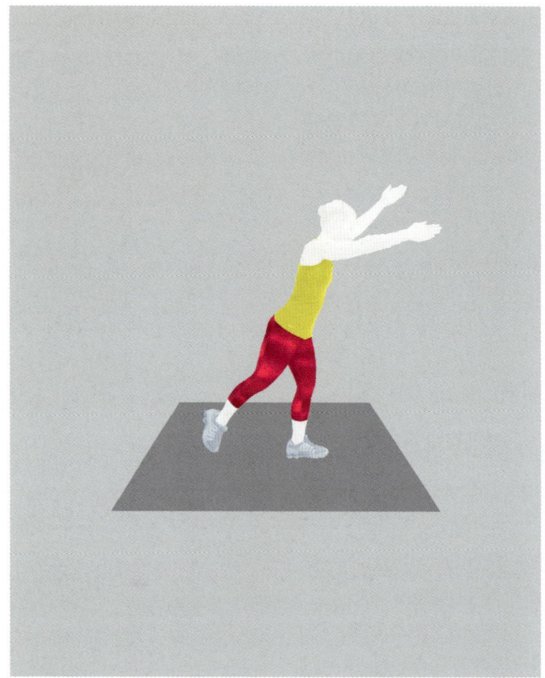

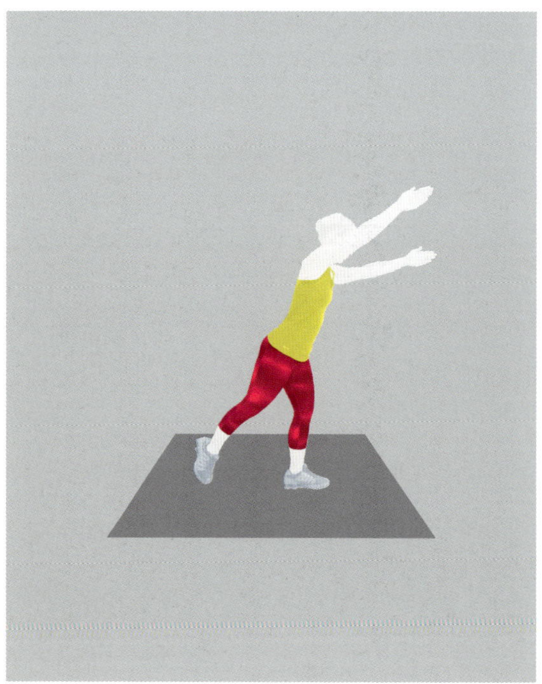

Ausgangsposition

> Stellen Sie sich mit hüft- bis schulterbreiten Beinen hin.

> Oberkörper lang und aufrecht, die Schultern tief und das Brustbein angehoben.

> Das rechte Bein nach hinten stellen, das Standbein im Kniegelenk leicht gebeugt lassen.

> Den langen und stabilen Oberkörper nach vorne in die Diagonale, in die Vorlage bringen.

> Strecken Sie Ihre Arme lang nach oben, sodass Oberkörper und Arme eine Diagonale bilden.

> Ellbogen noch leicht gebeugt lassen.

> Ihre Oberarme sind parallel zu Ihren Ohren.

> Schultern noch mal bewusst tief ziehen.

> Drehen Sie Ihre Hände so, dass die Handkanten nach unten zeigen.

> Der Hals ist lang, in der Verlängerung des Hinterkopfes, der Blick geht nach unten.

> Hinteres Bein vom Boden lösen, Bein und Fuß strecken und etwas vom Boden entfernt in der Luft halten.

Übungsausführung

> Bewegen Sie Ihre Arme nun in kleinen, hackenden Bewegungen.

> Versuchen Sie, Oberkörper, Beckenbereich und Knie durch Muskelanspannung ruhig zu halten.

> Steuern Sie die Bewegung aus den Schultergelenken.

> Handgelenke bleiben stabil, Handrücken und Unterarm in einer Linie.

> Denken Sie an den Beinwechsel.

Alternativen

Sie können die Übungen aus Level I bis III auch schwieriger gestalten: Stellen Sie sich mit Ihren Füßen auf eine gerollte Gymnastikmatte oder gerollte dicke Decke. Durch die wacklige Grundposition wird die Übung intensiver, anspruchsvoller – und es werden zusätzliche Muskelgruppen aktiviert.

Wichtig ist dabei, dass Sie zwar auf wackligem Untergrund stehen, aber Sie selber während der Übungsausführung Ihre Muskulatur angespannt halten und nicht wackeln.

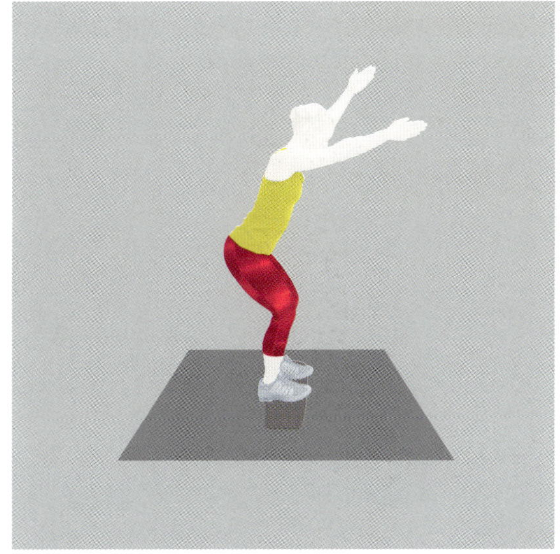

Durch Veränderung der Armhaltung lassen sich Intensität und beanspruchter Abschnitt der Muskulatur nochmals variieren. Für die Variante können Sie die Ausgangsposition einnehmen, wie in Level I bis III beschrieben, oder auch auf der gerollten Matte üben. Ihre Arme strecken Sie auf Schulterhöhe lang zur Seite aus, Ellbogen leicht gebeugt und Schultern tief. Beginnen Sie nun, gegengleiche Flugbewegungen mit Ihren Armen auszuführen, so als ob ein Flugzeug ins Trudeln kommt. Dabei den restlichen Körper stabil in der Position halten.

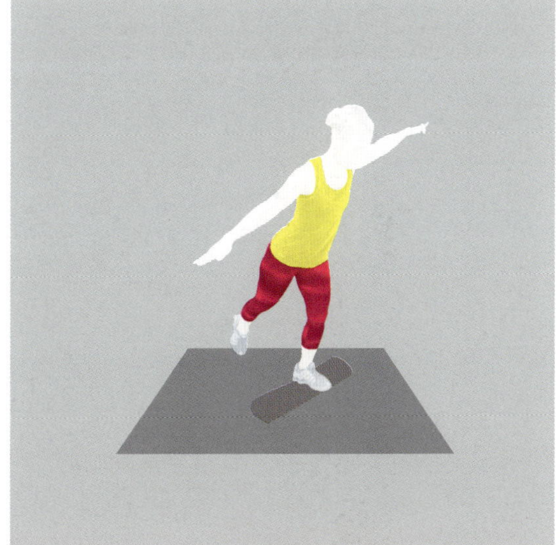

Heikos Coaching-Tipp

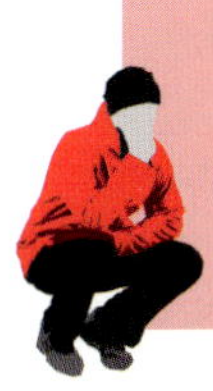

Noch mehr Training für die Tiefenmuskulatur finden Sie im Abschnitt Stabilität & Balance. Bei allen Übungen, bei denen Sie das Gleichgewicht halten müssen, oder auf wackligem Untergrund durchführen, wird die Tiefenmuskulatur aktiviert. Nur so lässt sich diese Muskulatur trainieren, denn sie arbeitet reflektorisch und lässt sich nicht willentlich ansteuern.

Gerader Bauchshaper

Die Bauchmuskeln gehören wie die Rückenmuskeln zur rumpfaufrichtenden Muskulatur. Ein ausgewogenes Verhältnis dieser Muskulatur kann Sie vor Rückenbeschwerden schützen. Deshalb ist es wichtig, in jeder Trainingseinheit Bauch und Rücken gleichmäßig zu trainieren.

Level I

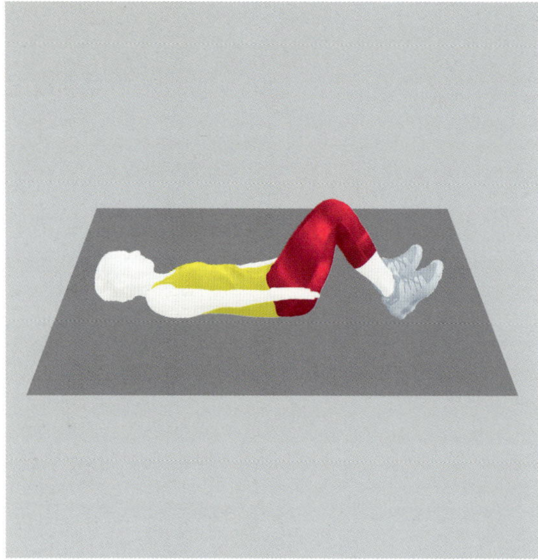

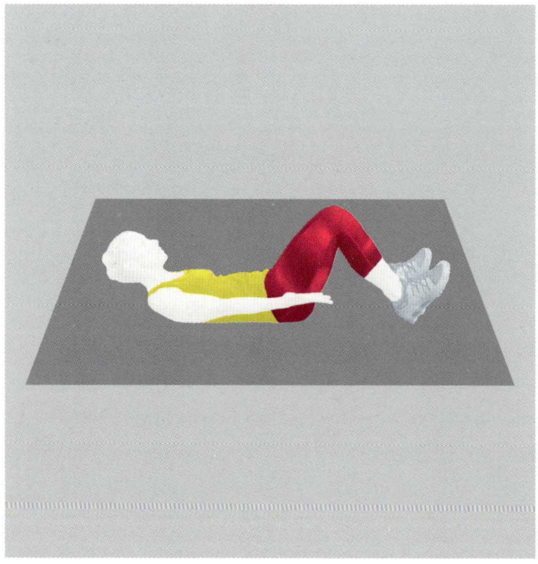

Ausgangsposition

> Begeben Sie sich in die Rückenlage.
> Der Abstand zwischen den Füßen und Knien beträgt ca. Hüftbreite.
> Strecken Sie Ihre beiden Arme lang nach vorne neben Ihrem Körper aus.
> Dabei die Handflächen nach oben schauen lassen.
> Beide lange Arme etwas vom Boden lösen.
> Kopf und Schultern schon leicht vom Boden lösen.

Übungsausführung

> Heben Sie nun langsam Ihren Oberkörper weiter nach oben, sodass sich ein Großteil der Schulterblätter vom Boden löst.
> Langsam wieder zurück zur Ausgangsposition, ohne den Körper abzulegen.
> Schultern und Kopf bleiben immer vom Boden entfernt.
> Dadurch bewahren Sie Ihre Grundspannung im Bauchbereich und trainieren effektiv.
> Während der Übungsausführung den Hals immer lang und stabil lassen; den Blick nach oben richten.
> Als Abstandsmarker können Sie sich vorstellen, Sie hätten zwischen Kinn und Brustbein einen großen Apfel eingeklemmt.

Versuchen Sie, genauso wie bei den Rückenübungen, die Bewegungen langsam durchzuführen. Das ist deutlich anstrengender, aber wesentlich effektiver und gesundheitsfördernder.

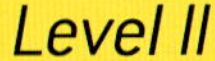

Ausgangsposition

> Begeben Sie sich in die Rückenlage.
> Ihre beiden Füße stellen Sie angewinkelt auf den Fersen auf.
> Der Abstand zwischen den Füßen und Knien beträgt ca. Hüftbreite.
> Verschränken Sie Ihre Hände hinter dem Kopf.
> Der Hinterkopf liegt entspannt auf den Fingern Ihrer Hände und die Ellbogen zeigen zur Seite, nach außen.
> Kopf mit den verschränkten Händen und die Schultern schon etwas vom Boden lösen und Grundspannung im Bauchbereich aufbauen.

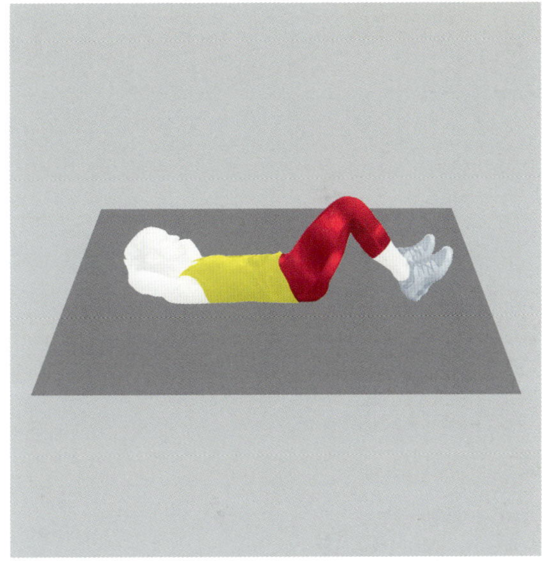

Übungsausführung

> Heben Sie nun langsam Ihren Oberkörper weiter nach oben, sodass sich ein Großteil der Schulterblätter vom Boden löst.
> Langsam wieder zurück zur Ausgangsposition, ohne den Körper abzulegen.
> Bewahren Sie Ihre Grundspannung im Bauchbereich.
> Während der Übungsausführung den Blick nach oben richten.
> Stellen Sie sich vor, Sie hätten zwischen Kinn und Brustbein einen großen Apfel eingeklemmt.
> Die Ellbogen bleiben während der Übung immer nach außen gerichtet.

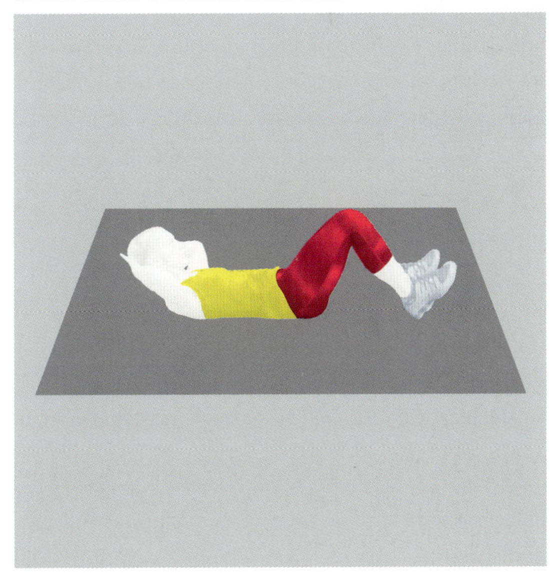

Gerader Bauchshaper

Level III

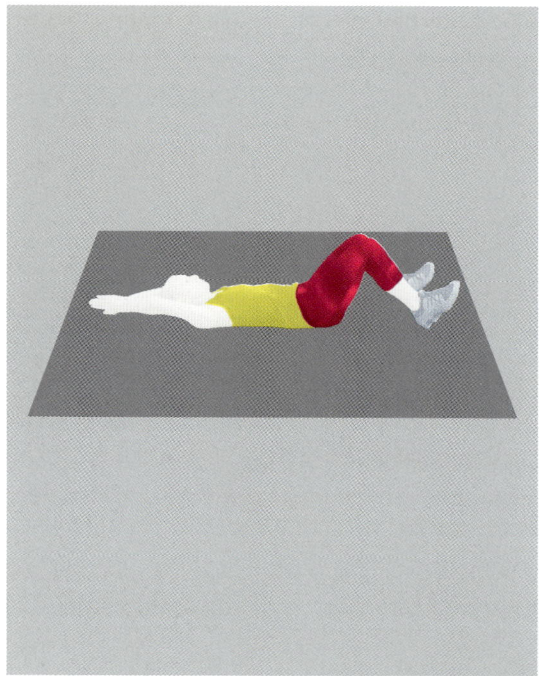

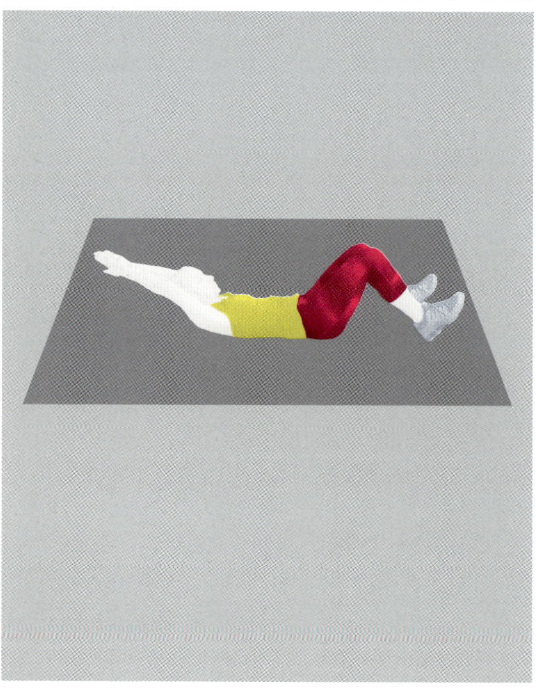

Ausgangsposition

- Begeben Sie sich in die Rückenlage.
- Ihre beiden Füße stellen Sie angewinkelt auf den Fersen auf.
- Der Abstand zwischen den Füßen und Knien beträgt ca. Hüftbreite.
- Ihre Arme strecken Sie lang nach hinten über Ihren Kopf aus.
- Die langen Arme sind so weit hinten, dass Oberarme und Ohren ungefähr parallel liegen.
- Hände berühren sich.
- Kopf mit den langen Armen und die Schultern schon etwas vom Boden lösen und Grundspannung im Bauchbereich aufbauen.
- Dabei darauf achten, dass die Parallele von Ohren und Oberarmen weiterhin besteht.

Übungsausführung

- Heben Sie nun langsam Ihren Oberkörper weiter nach oben, sodass sich ein Großteil der Schulterblätter vom Boden löst.
- Langsam wieder zurück zur Ausgangsposition, ohne den Körper abzulegen.
- Bewahren Sie Ihre Grundspannung im Bauchbereich.
- Während der Übungsausführung den Hals immer lang und stabil lassen, den Blick nach oben richten.
- Stellen Sie sich vor, Sie hätten zwischen Kinn und Brustbein einen großen Apfel eingeklemmt.
- Wichtig ist, dass Sie beim Heben Ihres Oberkörpers die Position der langen Arme immer gleich lassen.

Alternativen

Sollten Sie im Schulterbereich in Ihrer Beweglichkeit etwas eingeschränkt sein, können Sie die Übung von Seite 63 auch mit einem Handtuch ausführen. Hierzu legen Sie sich mit Ihrem Rücken auf ein Handtuch und den Hinterkopf auf die Handtuchkante. Greifen Sie nun die Enden des Handtuchs und heben Sie das Handtuch etwas vom Boden ab, der Hinterkopf liegt entspannt auf der Handtuchkante. Die Übungsausführung bleibt ansonsten gleich.

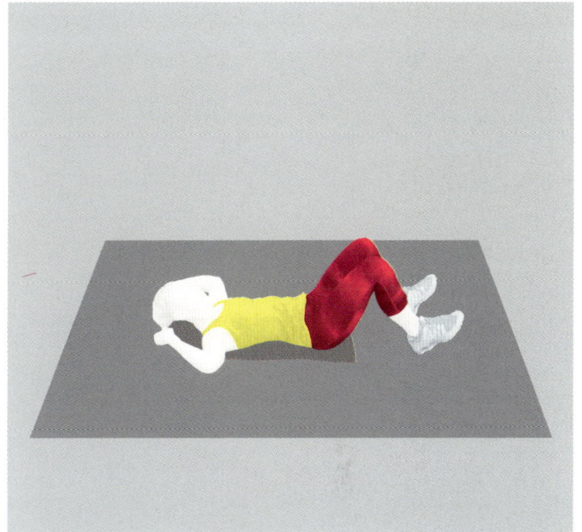

Eine weitere Variation gibt es zur Übung von Seite 64: Anstatt beide Arme lang nach hinten zu strecken, winkeln Sie einen Arm hinter dem Kopf an und legen Ihren Hinterkopf auf den Unterarm. Den anderen Arm strecken Sie nach hinten aus. Damit die Position Stabilität hat, fassen Sie mit der Hand des angewinkelten Arms an den Oberarm des gestreckten. Die Übungsausführung bleibt ansonsten gleich.

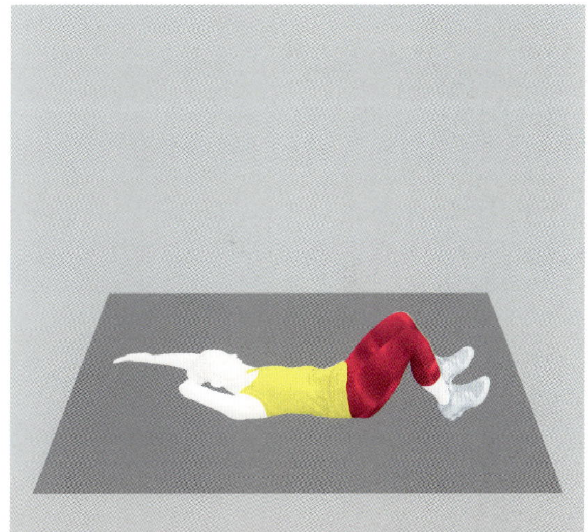

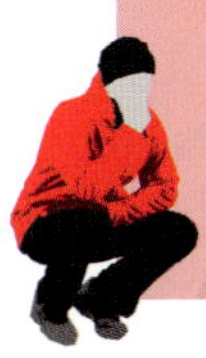

Heikos Coaching-Tipp

Korrekt ausgeführte Bauchübungen sind sehr intensiv. Die Atmung spielt dabei eine wichtige Rolle. Während der Anstrengung, also wenn Sie sich nach oben bewegen, sollten Sie ausatmen und den Bauch ganz flach nach innen ziehen. Beim Zurückgehen in die Ausgangsposition atmen Sie wieder ein. Hauptfehlerquelle ist es, den Atem anzuhalten oder die sogenannte Pressatmung. Versuchen Sie während der Übungen immer, ruhig und fließend zu atmen und sich auf den jeweils zu trainierenden Körperbereich zu konzentrieren.

Reverse Crunches

Vorteil dieser Übungen ist, dass der Kopf und Oberkörper während der Übungsausführung immer am Boden liegen bleiben. Das empfinden viele Trainierende besonders angenehm im Hals- und Nackenbereich, weil der Kopf nicht oben gehalten werden muss, da es dabei oft zu Verspannun-

Level I

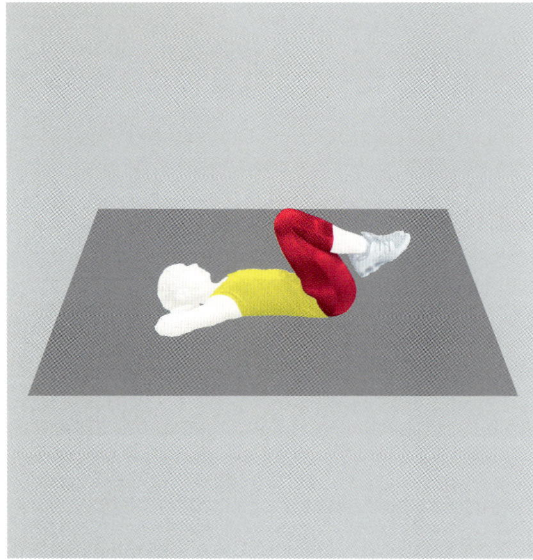

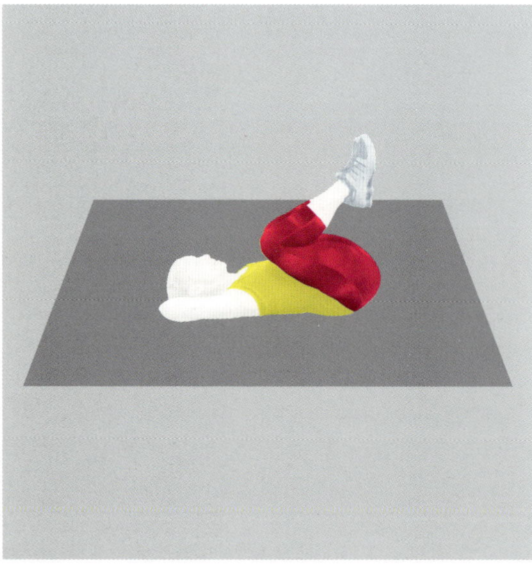

Ausgangsposition

- > Begeben Sie sich in die Rückenlage.
- > Die Arme hinter dem Kopf verschränken und den Hinterkopf auf die Hände legen.
- > Schultern von den Ohren so weit wie möglich entfernt halten, die Schulterblätter liegen auf dem Boden.
- > Ihre beiden Füße nacheinander vom Boden lösen.
- > Die Fersen baumeln nahe am Gesäß.
- > Becken etwas vom Boden anheben und damit die Grundspannung aufbauen.

Übungsausführung

- > Weiter das Becken und den unteren Rücken vom Boden lösen.
- > Die Knie mit den Oberschenkeln kommen dabei näher zum Körper, ausatmen.
- > Achten Sie darauf, dass Ihre Füße mit den Fersen weiterhin unten am Gesäß baumeln.
- > Hände, Arme und Kopf bleiben auf dem Boden liegen.
- > Nur den unteren Rücken wieder langsam auf die Matte abrollen.
- > Das Becken selbst bleibt immer vom Boden entfernt.
- > Diese Übung hat nur einen kleinen Bewegungsradius. Damit sie effektiv ist, nur mit gesteuerter Kraft durchführen.

gen oder Krämpfen kommt. Sie trainieren mit dieser Variante die Bauchmuskulatur, insbesondere den oberen und unteren Teil.

Level II

Ausgangsposition

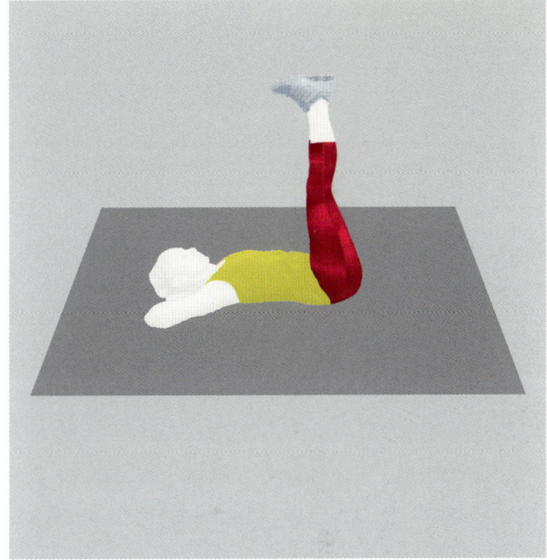

> Begeben Sie sich in die Rückenlage.
> Die Arme hinter dem Kopf verschränken und den Hinterkopf auf die Hände legen.
> Schultern von den Ohren so weit wie möglich entfernt halten, die Schulterblätter liegen auf dem Boden.
> Ihre beiden Füße nacheinander vom Boden lösen und lang nach oben strecken.
> Die Beine geschlossen halten.
> Becken etwas vom Boden anheben und damit die Grundspannung aufbauen.

Übungsausführung

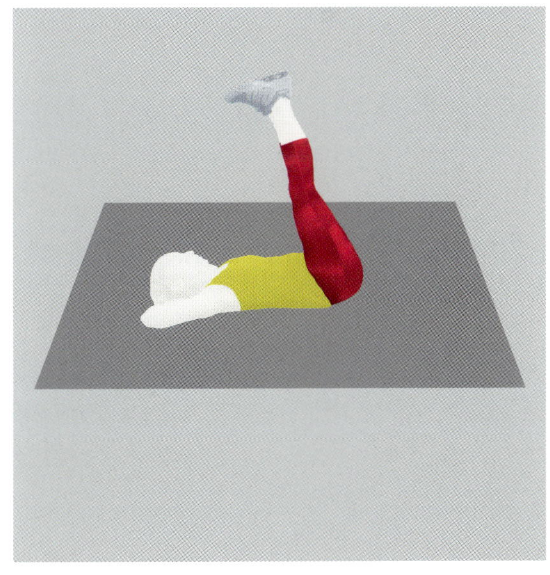

> Weiter das Becken vom Boden nach oben anheben.
> Die langen Beine gehen dabei senkrecht nach oben.
> Achten Sie darauf, dass Ihre Beine geschlossen bleiben.
> Hände, Arme und Kopf bleiben auf dem Boden liegen.
> Um die Grundspannung dauerhaft aufrechtzuerhalten, das Becken nicht mehr ganz ablegen.
> Diese Übung hat nur einen kleinen Bewegungsradius. Damit sie effektiv ist, die Übung ohne Schwung, ohne Reißen, nur mit gesteuerter Kraft durchführen.

Reverse Crunches

Level III

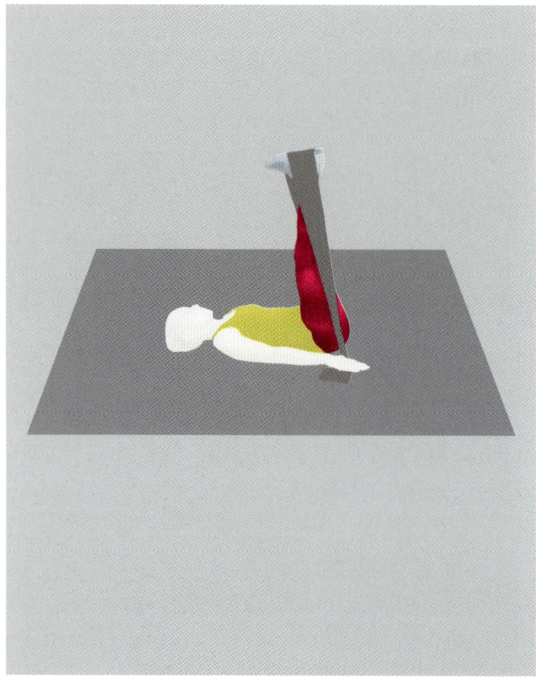

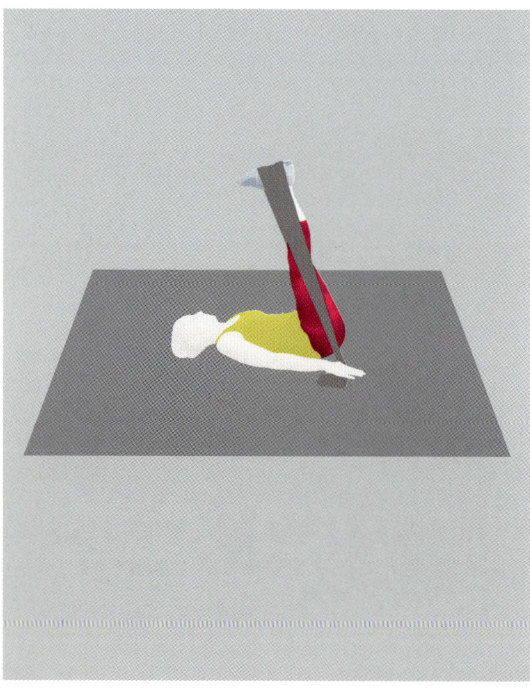

Ausgangsposition

- > Für diese Variante benötigen Sie ein Theraband®.
- > In der Rückenlage die beiden Füße vom Boden lösen.
- > Das Theraband® legen Sie mittig über Ihre Fußsohlen und halten es mit den Händen jeweils am Ende fest.
- > Die Beine lang nach oben zur Decke strecken und geschlossen halten.
- > Oberkörper und Kopf auf den Boden legen.
- > Schultern von den Ohren so weit wie möglich entfernt halten und auf der Matte platzieren.
- > Die Arme lang am Boden ablegen, etwa eine Handbreite vom Körper entfernt.
- > Das Theraband® hat jetzt schon leichte Spannung.
- > Becken etwas vom Boden anheben und damit die Grundspannung aufbauen.

Übungsausführung

- > Weiter das Becken vom Boden nach oben anheben.
- > Die langen Beine gehen dabei senkrecht nach oben.
- > Hände, Arme und Kopf bleiben auf dem Boden liegen, der Hals ist lang.
- > Das Becken immer etwas vom Boden weghalten.
- > Diese Übung hat nur einen kleinen Bewegungsradius. Damit sie effektiv ist, die Übung nur mit gesteuerter Kraft durchführen.
- > Spüren Sie deutlich die Kraft im Bauch.

Alternativen

Mithilfe eines kleinen aufblasbaren Gymnastikballs können Sie die Übungen von Seite 66 und 67 noch intensiver gestalten.

Begeben Sie sich, wie beschrieben, in die Ausgangsposition und legen Sie den Ball zwischen die Oberschenkel, knapp vor dem Kniegelenk.

Drücken Sie während der Übungsausführung den Ball permanent zusammen.

Durch das Zusammenpressen des Balls aktivieren Sie zusätzliche Muskelgruppen.

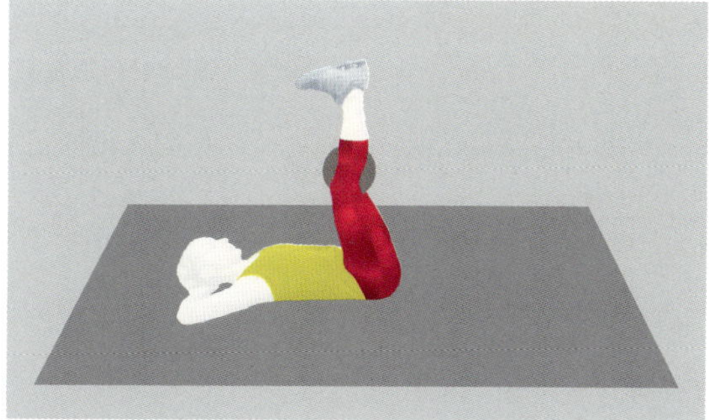

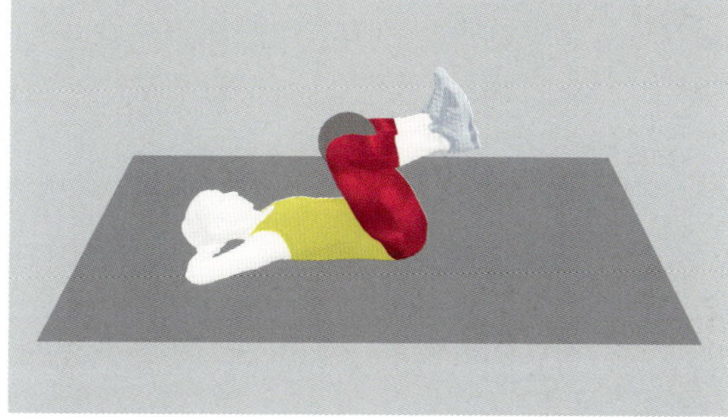

Sollten Sie in Ihrer Beweglichkeit im Schulterbereich eingeschränkt sein und die Arme nicht angewinkelt hinter den Kopf legen können, ist es möglich, Ihre Arme lang gestreckt, etwa eine Handbreite vom Körper entfernt, abzulegen. Dabei legen Sie die Handrücken auf den Boden. Die Übungsausführung ist dann gleich wie bei der Übung auf Seite 66 und 67. Achten Sie darauf, während der Übung die Arme und Schultern locker auf den Boden liegen zu lassen und sich nicht mit den Armen aufzustemmen.

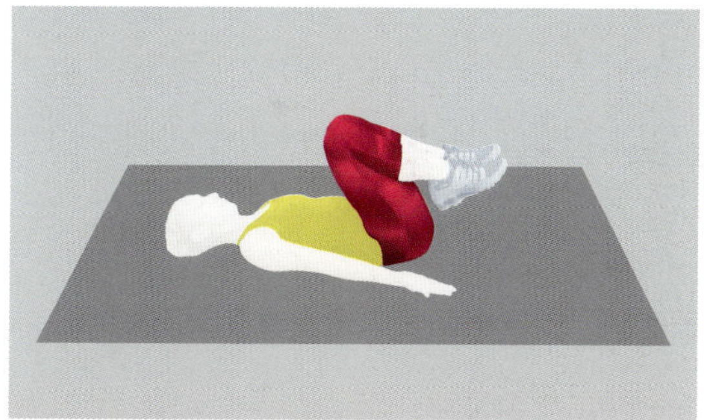

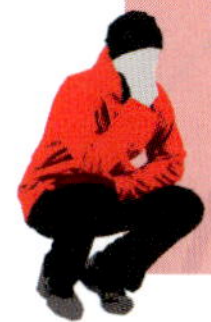

Heikos Coaching-Tipp

Kennen Sie noch die Bauchaufzüge mit blockierten Beinen, z.B. unter der Heizung oder wenn ein Trainingspartner Ihre Füße am Boden festhält? Verabschieden Sie sich von dieser veralteten Variante der Bauchübung. Sie fühlt sich zwar angenehmer an, trainiert aber bei Weitem nicht so intensiv die Bauchmuskulatur.

Blockierte Füße haben zur Folge, dass stärker der Hüftbeuger trainiert wird, weniger die Bauchmuskulatur. Da wir den Hüftbeuger im Alltag beim Treppensteigen, Gehen etc. laufend trainieren, sollte dieser Muskel in erster Linie gedehnt und nicht noch gezielt gekräftigt werden.

Seitliche Bauchshaper

Dieser Abschnitt mit den diagonalen Crunches trainiert in erster Linie die seitliche Bauchmuskulatur. Sie ist für die Drehung des Oberkörpers zur Gegenseite und für die Beugung zur Seite zuständig. Dieses Segment der Bauchmuskeln lässt sich deshalb am wirkungsvollsten mit speziellen Bauchkräftigungsübungen trainieren, welche eine Drehbewegung

Level I

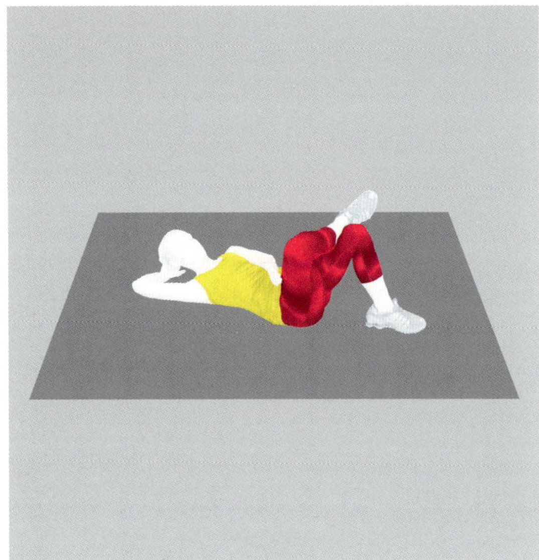

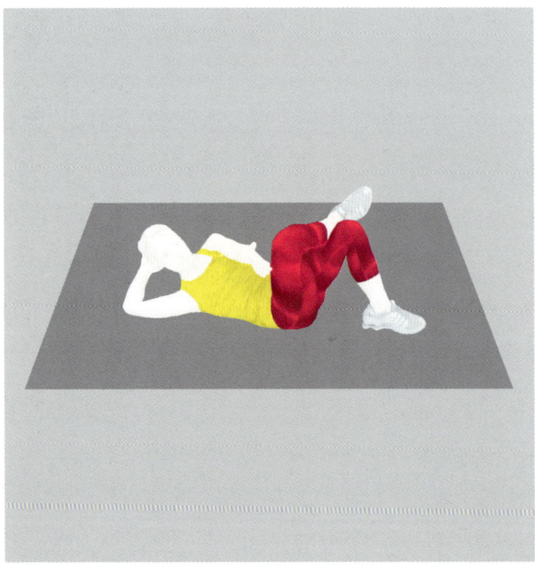

Ausgangsposition

> Begeben Sie sich in die Rückenlage.

> Beide Beine zunächst angewinkelt auf den Fersen aufstellen.

> Legen Sie nun das rechte Bein auf den linken Oberschenkel, das rechte Knie etwas nach außen drehen.

> Ihren Kopf stützen Sie mit den Fingern der rechten Hand ab.

> Den linken Arm diagonal nach vorne, am rechten Oberschenkel vorbei, ausstrecken.

> Oberkörper etwas heben und gleichzeitig leicht nach rechts drehen, um die Grundspannung im Bauchbereich aufzubauen.

> Ein Großteil des linken Schulterblattes ist bereits vom Boden entfernt.

Übungsausführung

> Ziehen Sie sich langsam diagonal nach vorne.

> D. h., sich gleichzeitig mit dem Oberkörper weiter nach oben und zur Seite bewegen.

> Danach langsam wieder zurück in die Ausgangsstellung.

> Gehen Sie nur so weit zurück, dass Ihr linkes Schulterblatt immer noch vom Boden entfernt bleibt.

> Ihre Schultern aktiv von den Ohren weghalten.

beinhalten. Auch hier heißt es bei der Übungsausführung volle Punktzahl für kontrollierte, langsame Bewegungen und Punktabzug für Schnelligkeit und Schwung. Atmen Sie beim Hochkommen (anstrengende Phase) aus und beim Zurückgehen wieder ein.

Level II

Ausgangsposition

> Begeben Sie sich in die Rückenlage.
> Beide Beine zunächst angewinkelt auf den Fersen aufstellen.
> Legen Sie nun das rechte Bein auf den linken Oberschenkel, das rechte Knie etwas nach außen drehen.
> Ihren linken Arm anwinkeln und auf den Fingern der linken Hand den Kopf abstützen.
> Den rechten Arm legen Sie entspannt auf dem Boden ab.
> Oberkörper etwas heben und gleichzeitig leicht nach rechts drehen, um die Grundspannung im Bauchbereich aufzubauen.
> Ein Großteil des linken Schulterblattes ist bereits vom Boden entfernt.

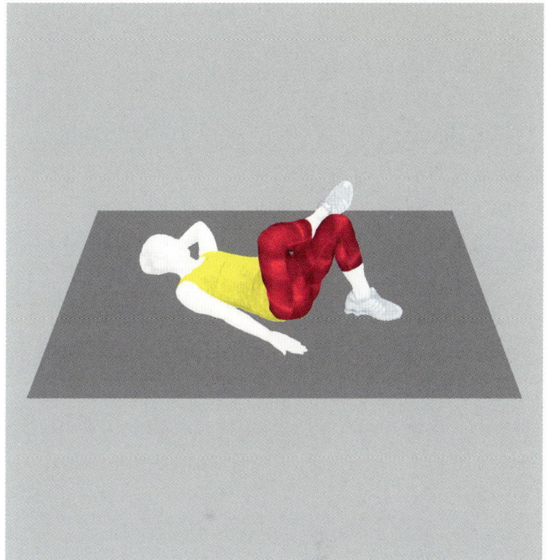

Übungsausführung

> Atmen Sie aus und ziehen Sie sich langsam diagonal nach oben.
> Linke Schulter zieht zum rechten Knie, dabei den Ellbogen immer außen lassen.
> Beim Einatmen langsam wieder zurück in die Ausgangsstellung.
> Gehen Sie nur so weit zurück, dass Ihr linkes Schulterblatt immer noch vom Boden entfernt bleibt.
> Schultern weg von den Ohren, Seitenwechsel nicht vergessen.

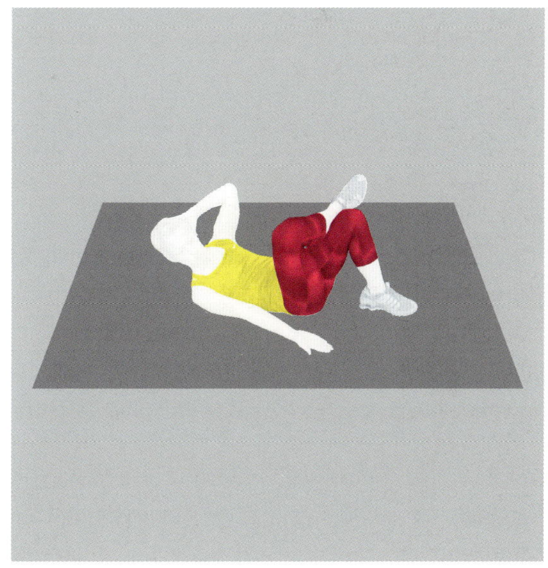

Seitliche Bauchshaper

Level III

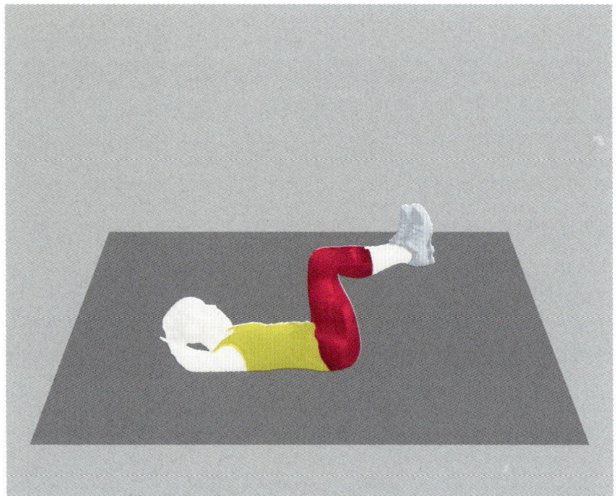

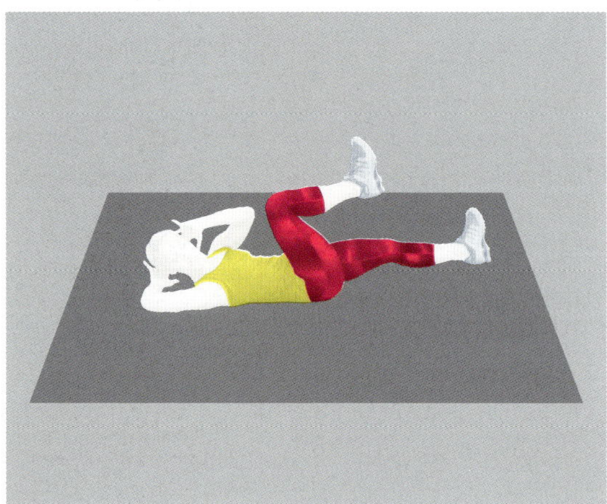

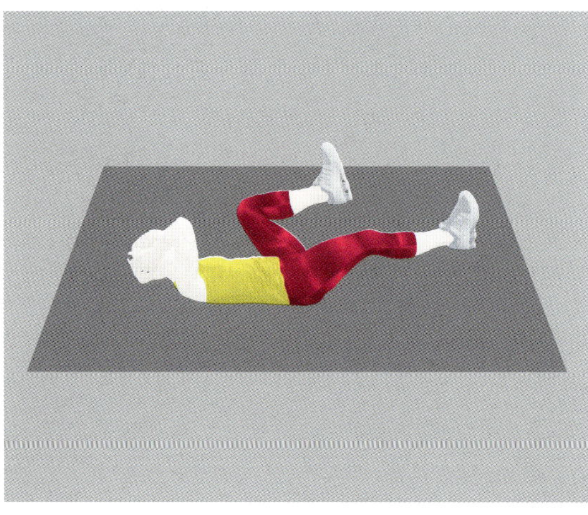

Ausgangsposition

> Begeben Sie sich in die Rückenlage.

> Füße nacheinander vom Boden lösen und die Beine in einen rechten Winkel bringen.

> 90 Grad zwischen Ober- und Unterschenkel sowie zwischen Oberschenkel und Oberkörper.

> Arme anwinkeln und auf den Fingern den Kopf ablegen.

> Oberkörper heben, um die Grundspannung im Bauchbereich aufzubauen.

> Die Schultern sind bereits vom Boden entfernt.

Übungsausführung

> Atmen Sie aus und ziehen Sie sich langsam mit dem Oberkörper nach rechts hoch und gleichzeitig zur Seite drehen.

> Linke Schulter zieht diagonal zum rechten Knie, dabei den Ellbogen immer außen behalten.

> Gleichzeitig strecken Sie Ihr linkes Bein in die Länge aus, bleiben aber mit dem Bein vom Boden entfernt.

> Beim Einatmen langsam wieder zurück in die Ausgangsstellung.

> Gehen Sie nur so weit zurück, dass Ihre Schultern immer noch vom Boden entfernt bleiben.

> Im nächsten Durchgang führen Sie die Übungen in die andere Richtung und mit dem anderen Bein aus.

> Während der Übungsausführung den Hals immer lang und stabil halten.

> Ihre Schultern aktiv von den Ohren weghalten.

Alternativen

Sie können die Übungen von Level I bis III intensivieren und den Schwierigkeitsgrad erhöhen. Rollen Sie hierzu eine Gymnastikmatte oder alternativ eine dicke Decke zusammen. Legen Sie sich mit dem Rücken, von den Schultern bis zum Anfang vom Gesäß, auf die Rolle. Durch diese Instabilität in der Rückenlage müssen Sie zusätzlich das Becken stabilisieren bei gleichzeitiger Bewegungsausführung wie auf den Seiten 70–72 beschrieben.

Einmal ganz anders trainieren Sie die seitliche Bauchmuskulatur in der Seitenlage.

Legen Sie Ihren Kopf entspannt auf den angewinkelten Arm, mit dem anderen stützen Sie sich vorne ab und strecken Ihre Beine lang. Beide Hüftgelenke liegen übereinander. Beine geschlossen lassen und beide langen Beine langsam nach oben anheben und wieder etwas absenken, ohne dass die Beine den Boden berühren. Achten Sie darauf, dass Sie während der Beinbewegungen Ihr Becken in der Position halten und die Körpermitte stabil bleibt.

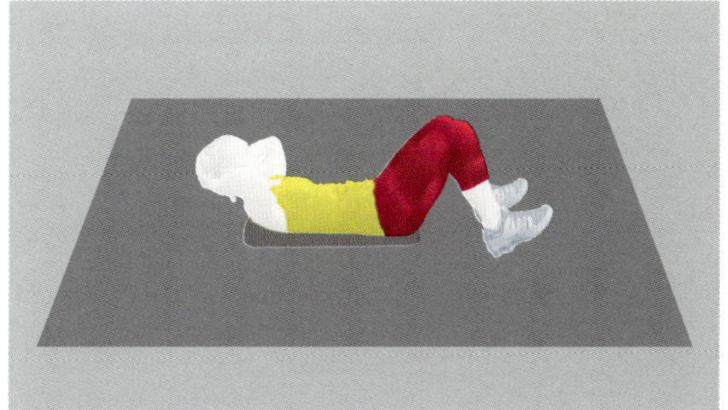

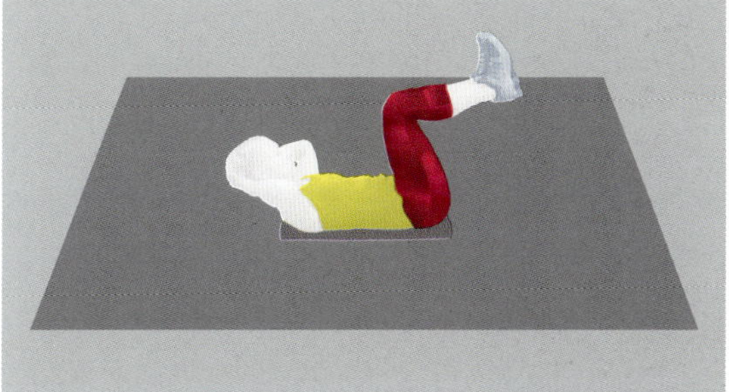

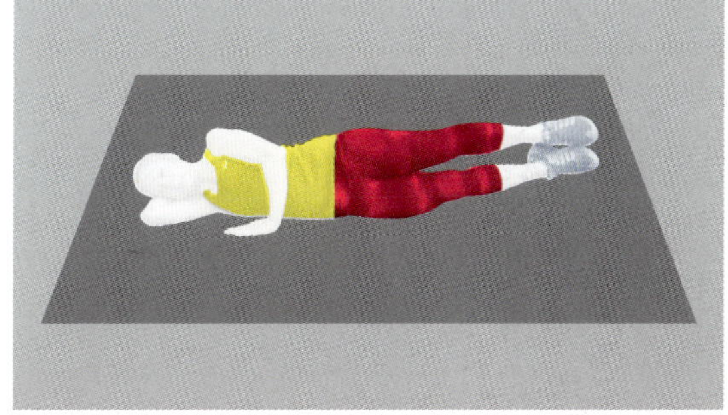

Heikos Coaching-Tipp

Sie trainieren schon über einen längeren Zeitraum mit einer Vielzahl an guten Übungen Ihre Bauchmuskulatur, und trotzdem ist immer noch ein rundes Bäuchlein da? Ich kann Sie beruhigen: Wenn Sie in den letzten Wochen oder gar Monaten fleißig die Bauchmuskulatur trainiert haben, hat sich die Muskulatur sicher deutlich in der Struktur und an Festigkeit verbessert. Allerdings verdeckt die obere Schicht leider die Mühen. Wenn Sie jetzt zusätzlich die Fettverbrennung durch regelmäßiges Ausdauertraining wie Laufen, Walken oder Radfahren ordentlich ankurbeln und evtl. Essenssünden etwas eindämmen, werden Sie in wenigen Wochen auch Ihr Bäuchlein schrumpfen sehen!

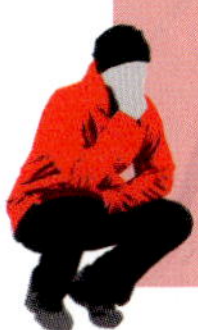

Squats

Squats ist die englische Bezeichnung für Kniebeugen und immer noch die Übung, um effektiv die Oberschenkelmuskulatur und auch den Po zu trainieren. Da es sich um große Muskelgruppen handelt, sind Squats anstrengend. Unsere Beinmuskulatur ist nicht nur unser wichtigstes Instrument, um uns fortzubewegen, sondern sie unterstützt auch Sehnen

Level I

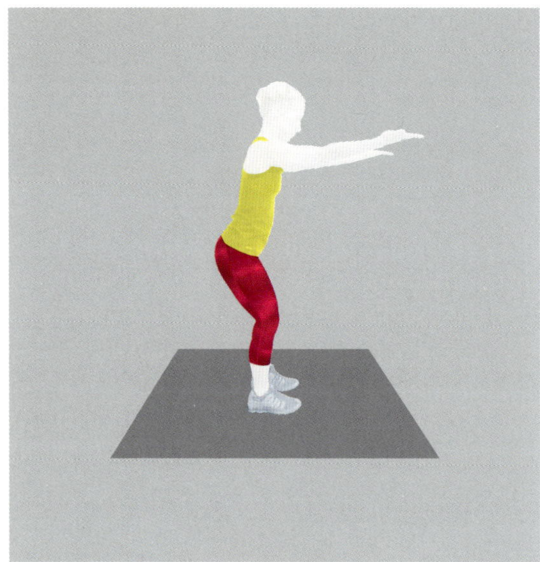

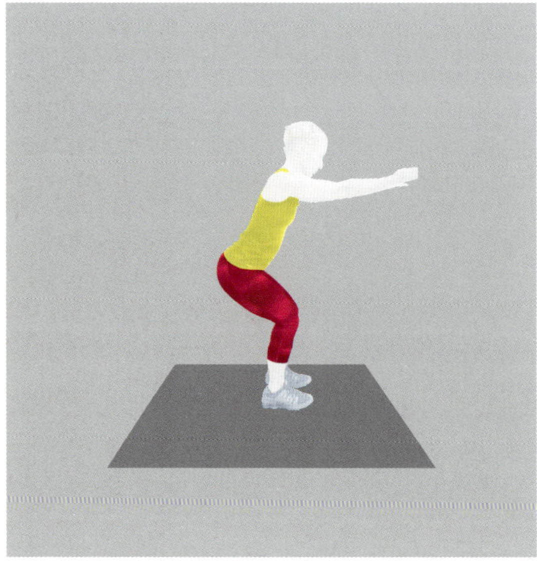

Ausgangsposition

> Stellen Sie sich mit Ihren Füßen in den hüft- bis schulterbreiten Stand.

> Ihre Knie und Beine zeigen leicht nach außen.

> Beugen Sie die Beine etwas im Kniegelenk.

> Ihren Oberkörper halten Sie lang und stabil, indem Sie die Rücken- und Bauchmuskulatur leicht anspannen.

> Atmen Sie trotzdem fließend weiter.

> Schultern streben Richtung Hosenbund.

Übungsausführung

> Schieben Sie nun das Gesäß langsam etwas weiter nach hinten-unten, nicht ganz bis in den rechten Winkel.

> Die Wirbelsäule dabei stabil halten, den Oberkörper lang lassen und ihn nur leicht in die Vorlage bringen.

> Die gesamte Fußsohle fest auf dem Boden verankern.

> Der Gewichtsschwerpunkt in der unteren Position lastet auf der gesamten Fußsohle oder etwas mehr auf den Fersen.

> Kommen Sie langsam in die Ausgangsstellung zurück.

> Ihre langen Arme können Sie beim Nach-unten-Gehen bis Brustbeinhöhe anheben, damit gleichen Sie die Balance aus.

und Bänder, um z.B. unsere Kniegelenke zu stabilisieren. Eine gut trainierte Beinmuskulatur ist besonders in Berufen, in denen Sie viel stehen oder gehen, wichtig, aber auch in Branchen, in denen viel gesessen wird, ist das Training der Beinmuskulatur als Ausgleich erforderlich und sinnvoll.

Level II

Ausgangsposition

> Stellen Sie sich mit Ihren Füßen in den hüft- bis schulterbreiten Stand.
> Ihre Knie und Beine zeigen leicht nach außen.
> Beugen Sie die Beine etwas im Kniegelenk.
> Ihren Oberkörper halten Sie lang und stabil, indem Sie die Rücken- und Bauchmuskulatur leicht anspannen.
> Atmen Sie trotzdem fließend weiter.
> Schultern streben Richtung Hosenbund.

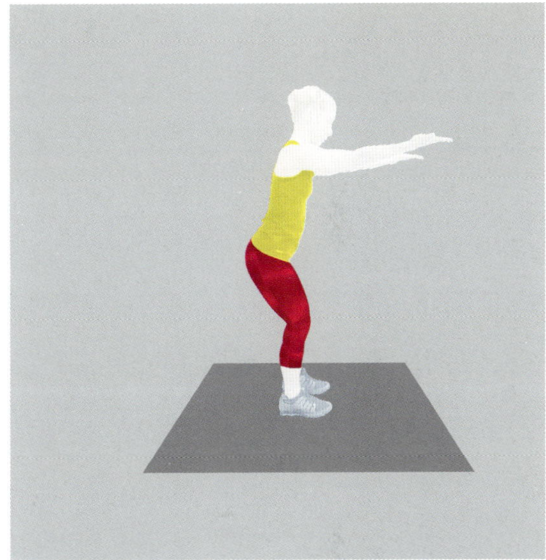

Übungsausführung

> Schieben Sie nun das Gesäß langsam nach hinten-unten.
> Ähnlich, wie wenn Sie sich auf einen Stuhl setzen würden, bis Ober- und Unterschenkel ungefähr einen Winkel von 90 Grad bilden.
> Die Wirbelsäule dabei stabil halten, den Oberkörper lang lassen und ihn nur leicht in die Vorlage bringen.
> Die gesamte Fußsohle fest auf dem Boden verankern.
> Der Gewichtsschwerpunkt in der unteren Position lastet auf der gesamten Fußsohle oder etwas mehr auf den Fersen.
> Kommen Sie langsam in die Ausgangsstellung zurück.

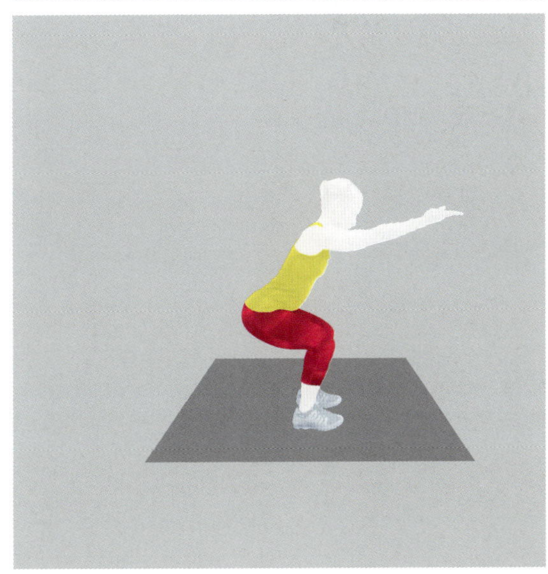

Squats

Level III

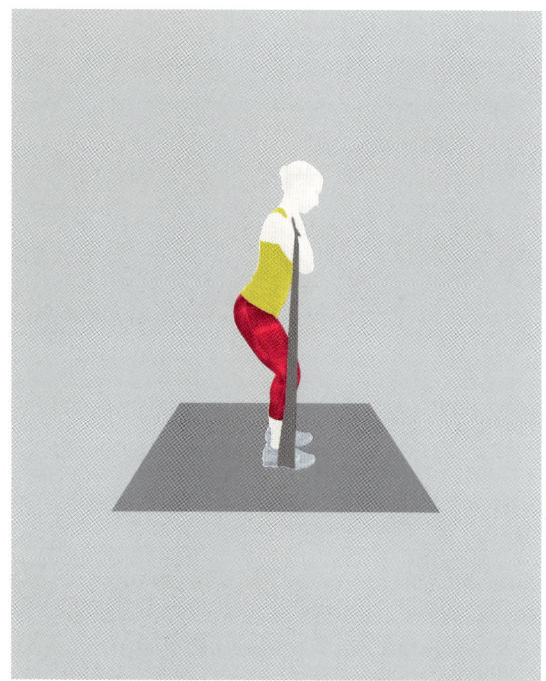

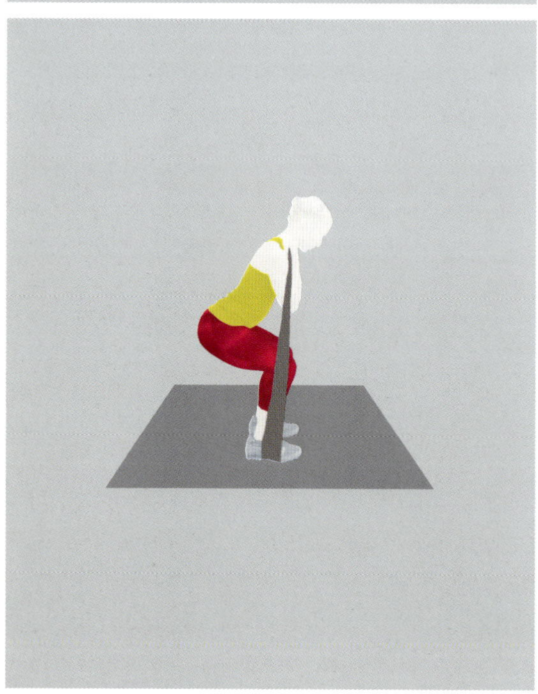

Ausgangsposition

> Für diese Übung benötigen Sie ein Theraband®.

> Stellen Sie sich mit Ihren Füßen in den hüft- bis schulterbreiten Stand in die Mitte vom Theraband®.

> Ihre Knie und Beine zeigen leicht nach außen.

> Das Theraband® an den Enden jeweils mit der Hand festhalten.

> Ziehen Sie das Band von hinten über Ihre Schultern.

> Die Hände vorne an den Schulter-, Brustbereich legen.

> Um die Handgelenke zu schonen, zeigen die Handrücken weg vom Körper.

> Beugen Sie die Beine leicht im Kniegelenk.

> Ihr Theraband® so verkürzen, dass es straff ist.

Übungsausführung

> Schieben Sie nun das Gesäß langsam nach hinten-unten.

> Ähnlich wie wenn Sie sich auf einen Stuhl setzen würden, bis Ober- und Unterschenkel ungefähr einen Winkel von 90 Grad bilden.

> Wenn Sie in der unteren Position angekommen sind, muss das Theraband® immer noch eine deutliche Spannung aufweisen.

> Die Wirbelsäule dabei stabil halten.

> Die gesamte Fußsohle fest auf dem Boden verankern.

> Der Gewichtsschwerpunkt in der unteren Position lastet auf der gesamten Fußsohle oder etwas mehr auf den Fersen.

Alternativen

Wenn Sie kein Theraband® zur Verfügung haben, können Sie die Übung auch mit zwei Hanteln oder zwei mit Sand oder Wasser gefüllten Kunststoffflaschen ausführen. Hierzu legen Sie die Gewichte einfach auf Ihre Schultern und halten sie während der Übung mit Ihren Händen fest. Die Übungsausführung ist dann wie auf Seite 76 beschrieben.

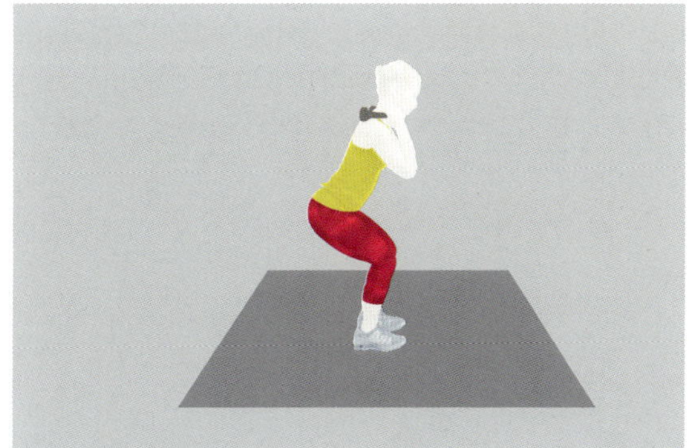

Verlagern Sie Ihr gesamtes Körpergewicht auf das rechte Bein. Das linke Bein vorne entspannt auf der Ferse abstellen. Linker Fuß ist Richtung Kniescheibe angezogen. Beugen Sie das rechte Knie leicht. Schieben Sie das Gesäß langsam nach hinten-unten. Ähnlich, wie wenn Sie sich auf einen Stuhl setzen würden, bis Ober- und Unterschenkel des rechten Beins maximal einen Winkel von 90 Grad beschreiben. Die Wirbelsäule dabei lang lassen. Die gesamte rechte Fußsohle fest auf dem Boden verankern. Der Gewichtsschwerpunkt in der unteren Position lastet auf der gesamten Fußsohle des rechten Beins. Kommen Sie langsam in die Ausgangsstellung zurück. Ihre langen Arme heben Sie beim Nach-unten-Gehen bis Brustbeinhöhe an, um die Balance besser halten zu können. Beinwechsel nicht vergessen!

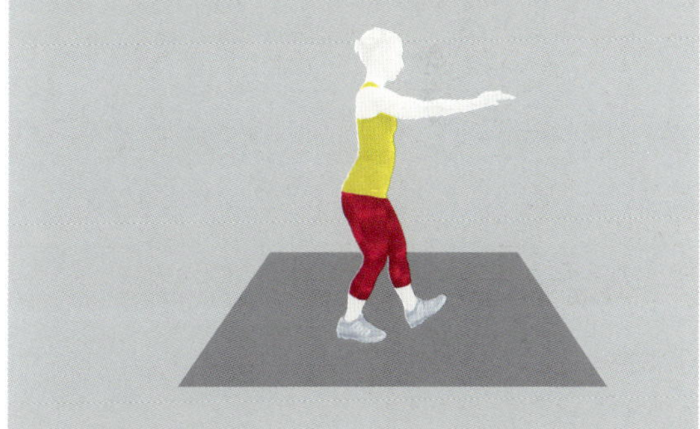

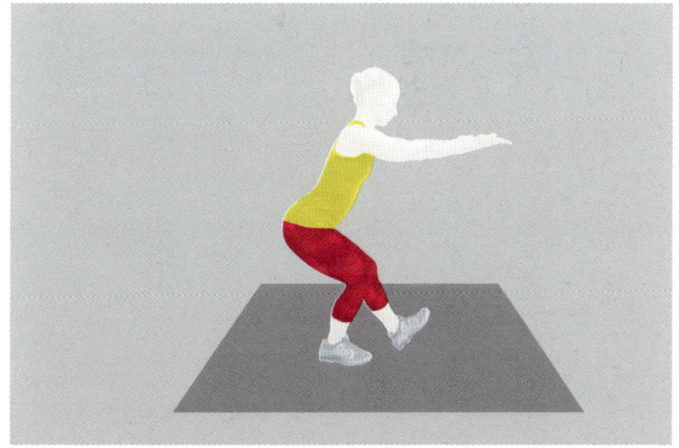

Heikos Coaching-Tipp

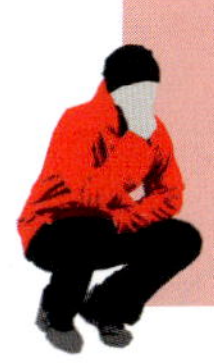

Bei Kniebeugen sollte unbedingt auf die korrekte und schonende Knieposition geachtet werden. Maximal rechter Winkel von Ober- und Unterschenkel sind ideal. Achten Sie darauf, dass Sie Ihre Knie nicht nach vorne schieben. Wenn Sie in der unteren Position noch Ihre Zehenspitzen sehen können, gibt's grünes Licht für die Kniegelenke – und Sie haben alles richtig gemacht!

Außenschenkel

Die Abduktoren sind eine Gruppe von Oberschenkelmuskeln und befinden sich an der Beinaußenseite. Sie besteht aus drei Muskeln, u. a. dem kleinen und mittleren Gesäßmuskel. Mithilfe der Abduktoren lassen sich unsere Beine vom Körper seitlich abspreizen. Die Gegenmuskeln sind die Adduktoren. Diese beiden Muskelgruppen stabilisieren z. B. beim

Level I

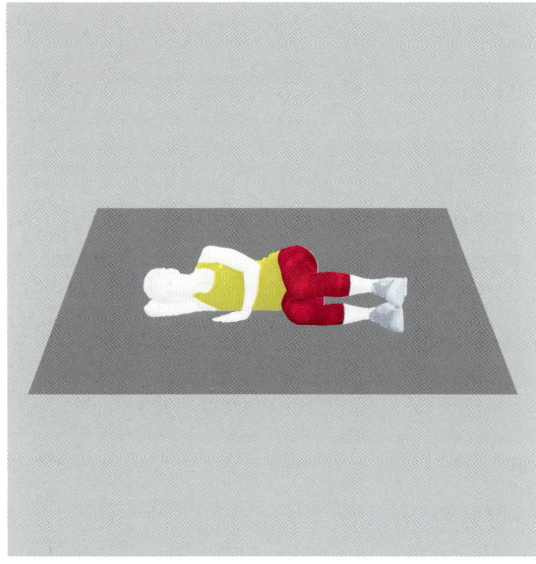

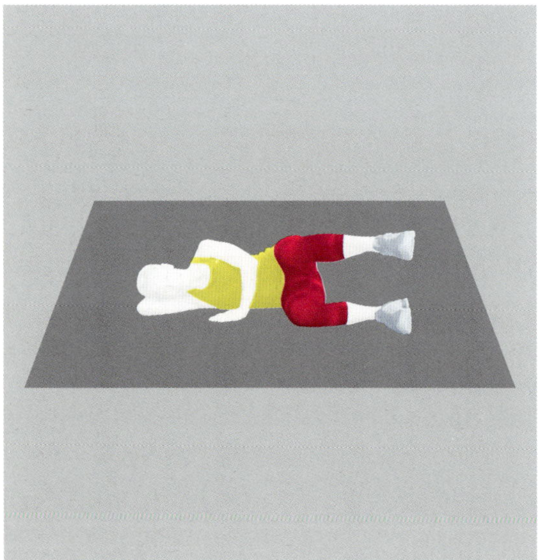

Ausgangsposition

> Begeben Sie sich auf Ihre Matte und legen Sie sich in die Seitenlage.

> Ihren Oberkörper lang auf der Matte und den Kopf entspannt auf dem Oberarm ablegen.

> Die beiden Beine anwinkeln und aufeinanderlegen.

> Ober- und Unterschenkel sowie Oberschenkel und Oberkörper bilden jeweils einen rechten Winkel.

> Das obere Bein etwas anheben, um die Grundspannung aufzubauen.

Übungsausführung

> Heben Sie Ihr oberes angewinkeltes Bein langsam hoch.

> Ihr Bein nur maximal so weit nach oben heben, wie Ihre Hüfte breit ist.

> Dabei bleiben Sie mit Ihrem Unterschenkel in einer deutlich horizontalen Linie.

> Stellen Sie sich vor, Sie haben eine Reihe von Gläsern auf Ihrem Unterschenkel, die während der Bewegung nicht runterfallen dürfen.

> Ihr Fußgelenk lassen Sie ganz neutral, das Schienbein und der Fuß zeigen immer nach vorne.

> Langsam wieder zurück in die Ausgangsposition, ohne dass sich die Beine berühren.

> Anderes Bein nicht vergessen.

Gehen oder Joggen das Becken und sind für Bewegungen im Hüftgelenk zuständig. Im Alltag benötigen wir die Abduktoren, z. B. wenn wir einen Schritt zur Seite machen. Bei den folgenden Übungen trainieren Sie also auch die Gesäßmuskulatur mit.

Level II

Ausgangsposition

> Begeben Sie sich nach unten auf Ihre Matte und legen Sie sich in die Seitenlage.
> Ihren Oberkörper lang auf der Matte und den Kopf entspannt auf dem Oberarm ablegen.
> Ihr unteres Bein etwas anwinkeln, das obere Bein lang strecken, aber im Knie noch leicht gebeugt bleiben.
> Die beiden Hüftgelenke liegen genau übereinander.
> Das obere Bein etwas anheben.

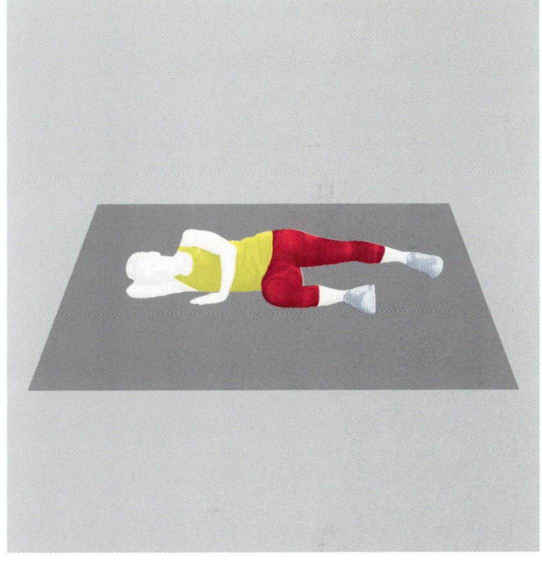

Übungsausführung

> Nun heben Sie Ihr oberes, langes Bein langsam hoch.
> Heben Sie Ihr Bein nur maximal so weit nach oben, wie Ihre Hüfte breit ist.
> Ihr Fußgelenk lassen Sie ganz neutral, das Schienbein und der Fuß zeigen immer nach vorne.
> Langsam wieder zurück in die Ausgangsposition, ohne dass sich die Beine berühren.
> Während der Übungsausführung bleibt das Becken immer in der gleichen Position (Hüftgelenke liegen übereinander) und die Körpermitte bleibt durch dauerhafte Aktivierung der Bauchmuskulatur stabil.
> Anderes Bein nicht vergessen.

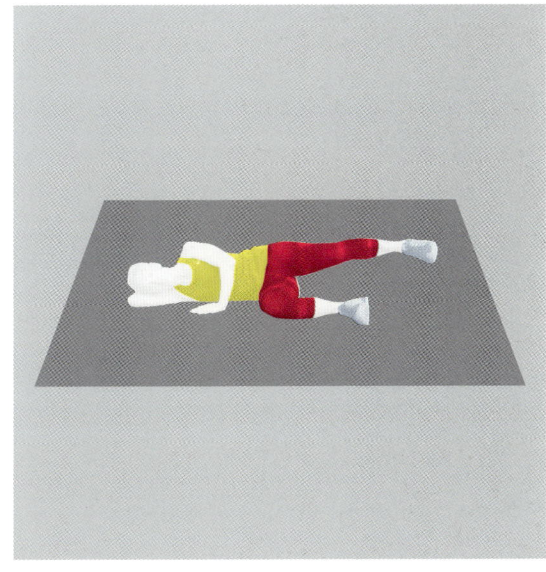

Außenschenkel

Level III

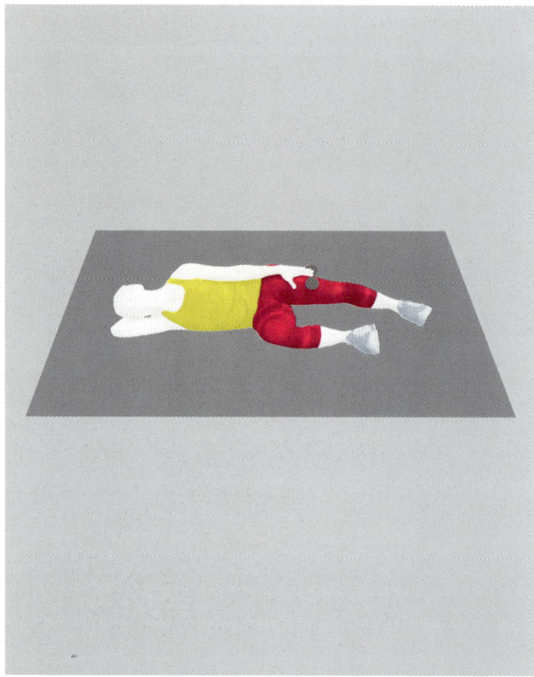

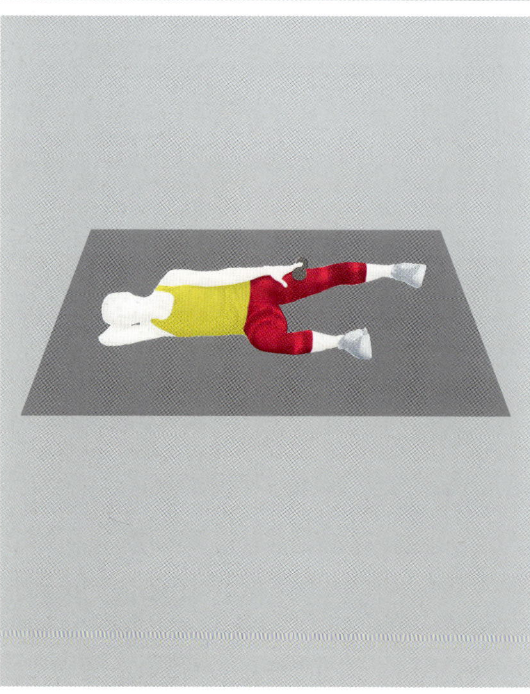

Ausgangsposition

> Um die Intensität zu steigern, benötigen Sie Gewichte.
> Begeben Sie sich nach unten auf Ihre Matte und legen Sie sich in die Seitenlage.
> Ihren Oberkörper lang auf der Matte und den Kopf entspannt auf dem Oberarm ablegen.
> Ihr unteres Bein etwas anwinkeln, das obere Bein lang strecken, aber im Knie noch leicht gebeugt bleiben.
> Die beiden Hüftgelenke liegen genau übereinander.
> Legen Sie das Gewicht in die Mitte bzw. nah ans Kniegelenk auf die Außenseite Ihres Oberschenkels.
> Mit Ihrer Hand sichern Sie während der Übung das Gewicht, damit es nicht runterfallen kann.
> Das obere Bein etwas anheben.

Übungsausführung

> Nun heben Sie Ihr oberes, langes Bein mit dem Gewicht auf der Oberschenkelaußenseite langsam hoch.
> Heben Sie Ihr Bein nur maximal so weit nach oben, wie Ihre Hüfte breit ist.
> Ihr Fußgelenk lassen Sie ganz neutral, das Schienbein und der Fuß zeigen immer nach vorne.
> Langsam wieder zurück in die Ausgangsposition, ohne dass sich die Beine berühren.
> Während der Übungsausführung bleibt das Becken immer in der gleichen Position und die Körpermitte bleibt stabil.
> Anderes Bein nicht vergessen.

Alternativen

Sie können die Übungen für die Beinaußenseite auch mit einem Theraband® durchführen. Hierzu bilden Sie eine kleine Schlaufe aus dem Band. Platzieren Sie die Schlaufe um Ihre Beine, entweder im unteren Bereich Ihres Unterschenkels oder alternativ im unteren Bereich Ihres Oberschenkels. Niemals direkt um das Fuß- oder Kniegelenk. Achten Sie darauf, dass das Theraband® nicht in die Haut einschneidet, dazu das Theraband® möglichst in der ganzen Breite um die Beine legen. Die Ausführung ist identisch mit der Übung auf Seite 79.

Sie können die Übung von Seite 78 für die Beinaußenseite auch mit Gewichten durchführen. Legen Sie das Gewicht möglicht in die Mitte bzw. nah ans Kniegelenk auf die Außenseite Ihres Oberschenkels. Mit Ihrer Hand sichern Sie während der Übung das Gewicht, damit es nicht runterfallen kann. Dabei lassen Sie Ihren Kopf unten liegen und den Hals entspannt. Die Ausführung ist identisch mit der Übung auf Seite 78.

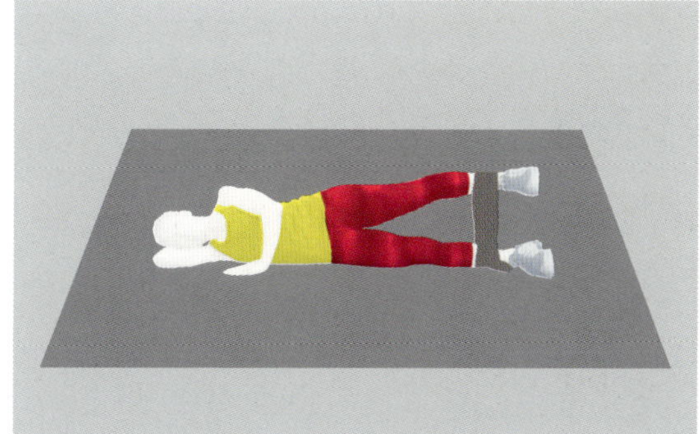

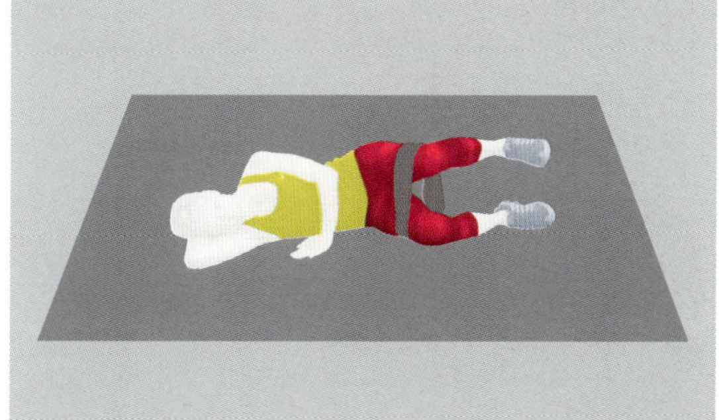

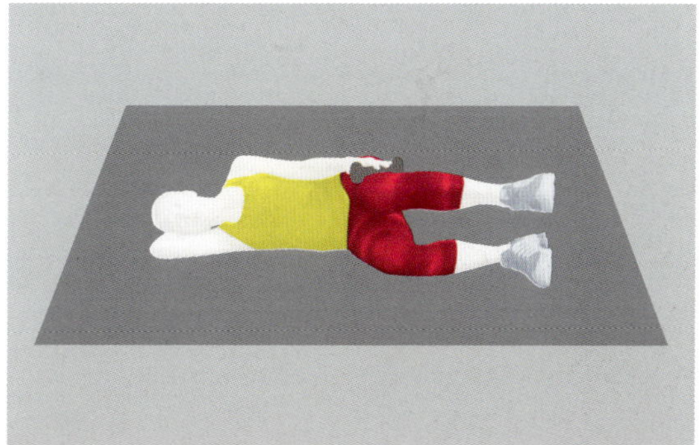

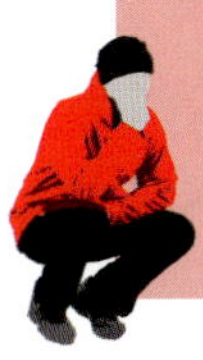

Heikos Coaching-Tipp

Nutzen Sie Ihren Alltag, um Ihre Beine und den Po unbewusst zu trainieren. Das beste Training tagtäglich: Benutzen Sie die Treppe statt den Fahrstuhl, gehen Sie oder fahren Sie mit dem Rad zum Bäcker um die Ecke statt mit dem Auto. Im Winter ist z. B. Schlittschuhlaufen ideal. Es macht sehr viel Spaß und bietet Abwechslung. Ihre Beinmuskulatur wird anders trainiert, neue Bewegungsmuster stellen eine Herausforderung dar, und der Trainingsreiz wird neu gesetzt.

Innenschenkel

Oft werden Abduktoren und Adduktoren im Training vernachlässigt. Nur im Fußball wird die Adduktorengruppe intensiv beansprucht und sollte nicht noch zusätzlich trainiert werden, sondern sogar mehr gedehnt werden, um Verkürzungen der Muskulatur entgegenzuwirken. Die Ab-

Level I

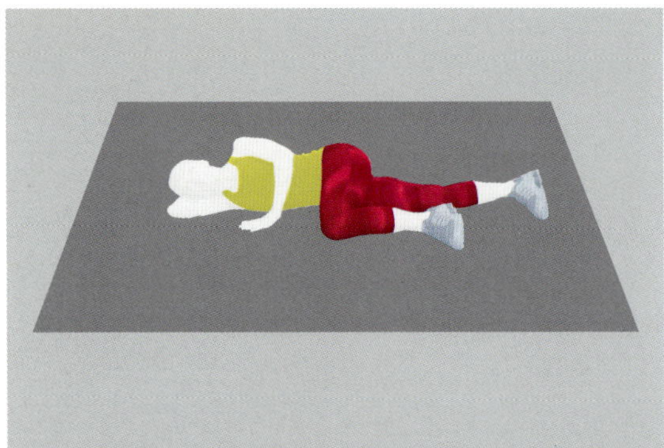

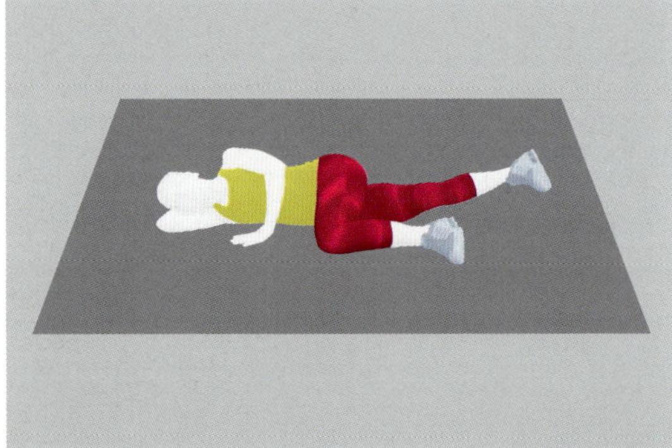

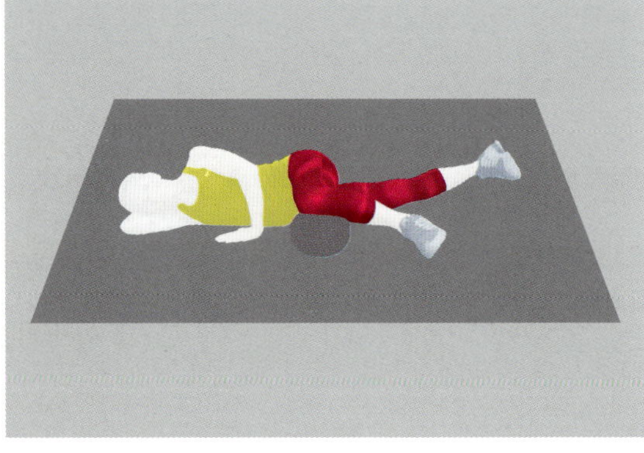

Ausgangsposition

> Begeben Sie sich in die Seitenlage.
> Mit der Hand des oberen Arms stützen Sie vorne am Boden Ihre Position.
> Das untere Bein lang, das obere vorne angewinkelt aufstellen oder alternativ können Sie das Knie auch locker am Boden ablegen, evtl. einen kleinen Gymnastikball oder ein Kissen unter das Kniegelenk legen.
> Bilden Sie eine lange Linie vom unteren Arm über den Oberkörper, das Becken bis hin zum unteren Bein und Fuß.
> Die Fußspitze des unteren Fußes zur Kniescheibe angezogen halten.
> Das lange Bein etwas vom Boden lösen.

Übungsausführung

> Heben Sie mit der Kraft des Innenschenkels das untere Bein langsam nach oben.
> Achten Sie darauf, dass Sie das vorne abgelegte bzw. aufgestellte Bein entspannt lassen, Sie die gesamte Kraft zum Heben aus dem unteren Bein nutzen.
> Das Bein wieder nach unten führen, kurz bevor es auf den Boden kommt, stoppen.
> Führen Sie die Bewegung fließend, langsam und muskulär gesteuert durch.
> Denken Sie an den Beinwechsel.

duktoren und Adduktoren bestehen aus jeweils einer Gruppe von Muskeln, sie bilden eine Muskelgruppe. Während die Adduktorengruppe die Aufgabe hat, das Bein heranzuziehen, ist der Gegenspieler, die Abduktorengruppe, dafür zuständig, das Bein abzuspreizen.

Level II

Ausgangsposition

> Begeben Sie sich in die Seitenlage.
> Mit der Hand des oberen Arms stützen Sie vorne am Boden Ihre Position.
> Das untere Bein lang ausstrecken, das obere vorne angewinkelt aufstellen.
> Bilden Sie eine lange Linie vom unteren Arm über den Oberkörper, das Becken bis hin zum unteren Bein und Fuß.
> Ihr Becken sollte so platziert sein, dass beide Hüftgelenke in etwa übereinanderliegen.
> Die Fußspitze des unteren Fußes zur Kniescheibe permanent angezogen halten.
> Das lang gestreckte Bein schon etwas vom Boden lösen, um Grundspannung aufzubauen.

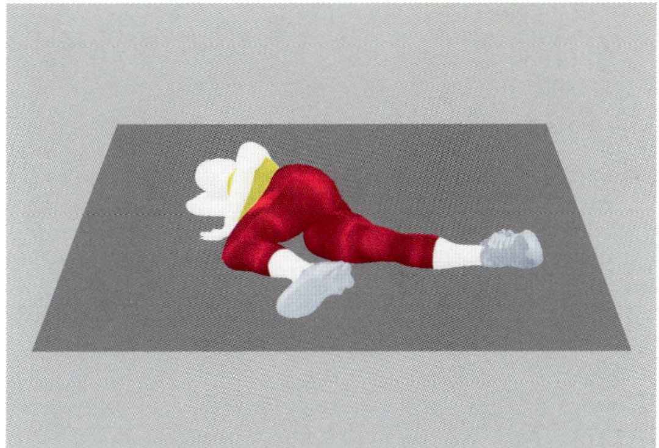

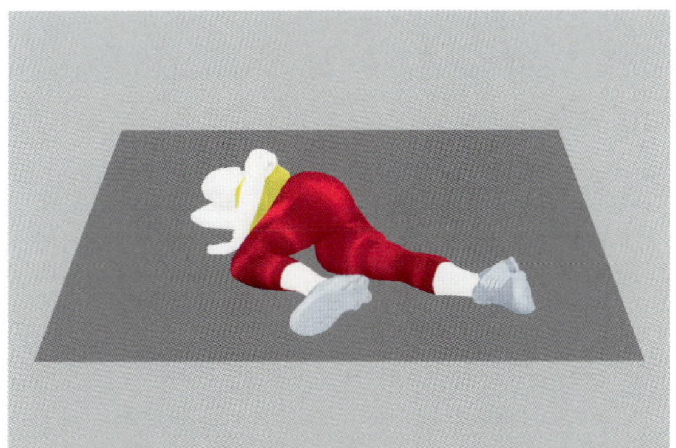

Übungsausführung

> Beschreiben Sie nun mit Ihrem unteren lang gestreckten Bein kleine Kreise in eine Richtung.
> Achten Sie darauf, zu keiner Zeit den Boden zu berühren.
> Das vorne abgelegte bzw. aufgestellte Bein entspannt lassen.
> Führen Sie die Bewegung langsam und muskulär gesteuert durch und halten Sie Ihr Becken während der Übung ruhig.

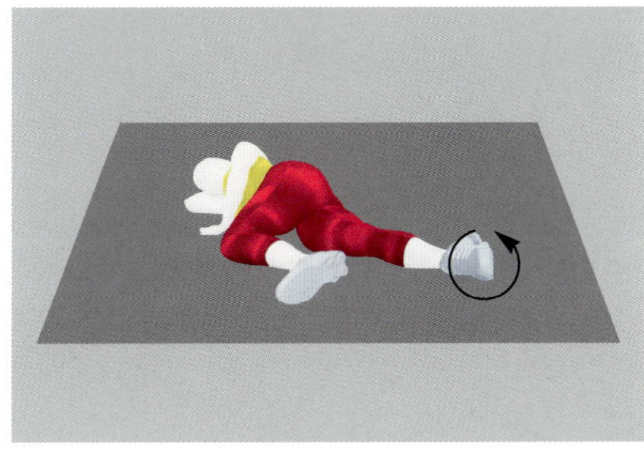

Innenschenkel

Level III

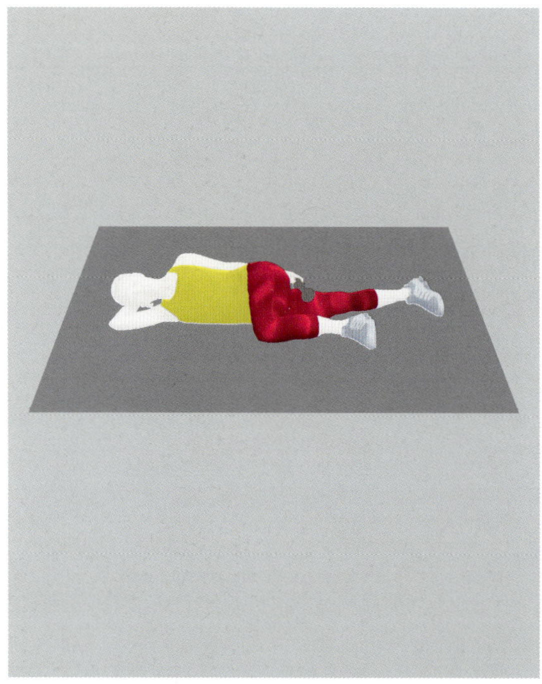

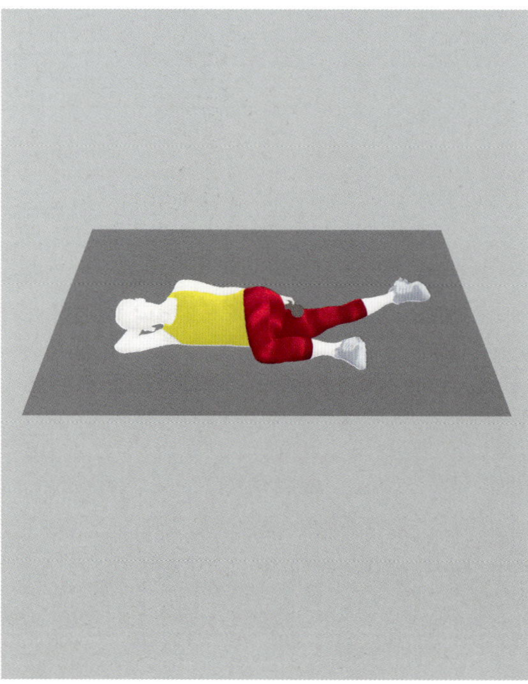

Ausgangsposition

> Für diese Übung benötigen Sie ein Gewicht.

> In der Seitenlage den Kopf entspannt auf den Oberarm ablegen.

> Das untere Bein lang ausstrecken, das obere vorne angewinkelt aufstellen – oder alternativ können Sie das Knie auch locker am Boden ablegen.

> Bilden Sie eine lange Linie vom unteren Arm über den Oberkörper bis hin zum unteren Bein und Fuß.

> Beide Hüftgelenke liegen übereinander.

> Die Fußspitze des unteren Fußes zur Kniescheibe angezogen halten.

> Legen Sie das Gewicht auf den Innenschenkel des unteren Beins.

> Platzieren Sie es so, dass es relativ nah am Kniegelenk liegt, mit der Hand sichern Sie das Gewicht während der Übung.

> Das lange Bein etwas vom Boden lösen.

Übungsausführung

> Heben Sie nun mit der Kraft des Innenschenkels das untere Bein langsam nach oben, dabei ausatmen.

> Achten Sie darauf, dass Sie das vorne abgelegte bzw. aufgestellte Bein entspannt lassen, sodass Sie die gesamte Kraft zum Heben aus dem unteren Bein nutzen.

> Das Bein nach unten führen, kurz bevor es auf den Boden kommt, stoppen.

> Führen Sie die Bewegung fließend, langsam und muskulär gesteuert durch.

> Denken Sie an den Beinwechsel.

Alternativen

Alternativ stellen Sie sich mit Ihren Füßen sehr weit geöffnet hin. Platzieren Sie Ihre Knie und Füße so, dass diese sehr weit zur Seite zeigen. Durch die sehr weite Beinposition werden verstärkt die Adduktoren und auch das Gesäß trainiert. Beugen Sie die Beine leicht im Kniegelenk. Schieben Sie nun das Gesäß langsam weit nach hinten-unten. Ähnlich, wie wenn Sie sich auf einen Stuhl setzen würden, bis Ober- und Unterschenkel ungefähr einen Winkel von 90 Grad bilden. Die Wirbelsäule dabei stabil halten, den Oberkörper lang lassen. Die gesamte Fußsohle fest auf dem Boden verankern. Der Gewichtsschwerpunkt in der unteren Position lastet auf der gesamten Fußsohle. Kommen Sie langsam wieder nach oben. Ihre langen Arme können Sie beim Nach-unten-Gehen anheben, damit gleichen Sie die Balance aus. Vermeiden Sie, bei der Bewegung Ihre Knie nach vorne zu schieben oder nach innen zu kippen, also beim Tiefgehen immer die Knie nach außen zeigen lassen.

Diese Übung können Sie als Variation mit Gewichten auf den Schultern durchführen.

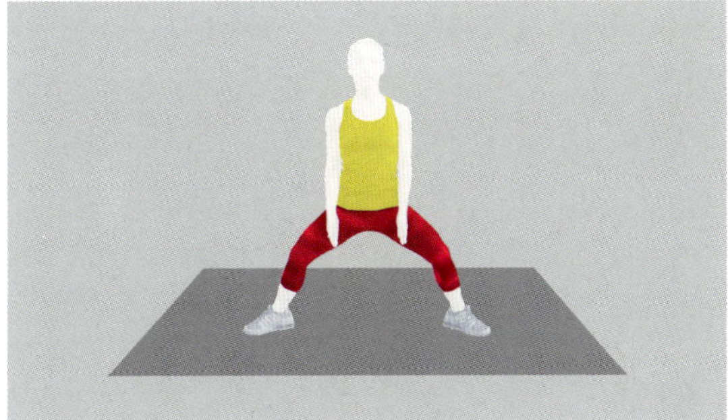

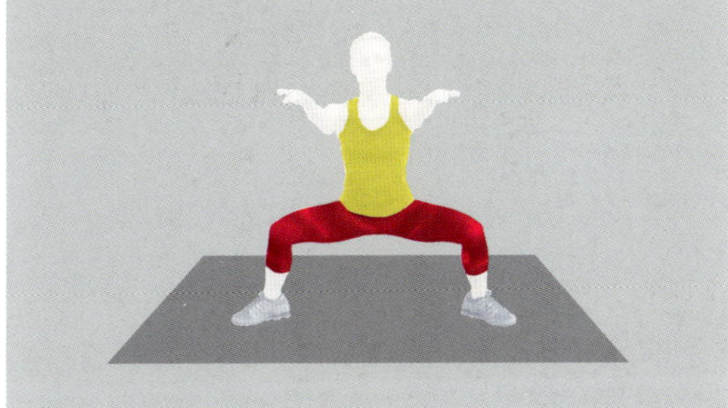

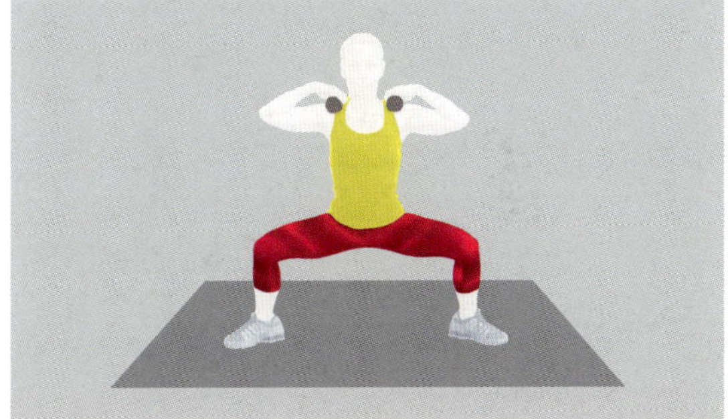

Heikos Coaching-Tipp

Um die Körpermitte und das Becken bei den Übungen stabil halten zu können, sollten Sie Ihre Bauch- und Beckenbodenmuskulatur aktivieren. Ziehen Sie hierzu Ihren Bauchnabel zur Wirbelsäule und halten Sie ihn dort fest wie einen Magnetverschluss. Ihre Beckenbodenmuskulatur aktivieren Sie, indem Sie die Körperöffnungen in der Körpermitte zusammenziehen, verschließen. Stellen Sie sich einfach vor, Sie möchten eine Jeans zuknöpfen, die viel zu eng ist. Ist die Bauch- und Beckenbodenmuskulatur aktiviert, ist die Körpermitte stabil und sicher. Atmen Sie trotz Anspannung ruhig und fließend weiter, verstärkt in den seitlichen Brustraum.

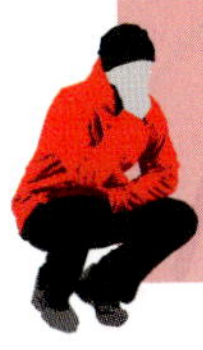

Flamingo

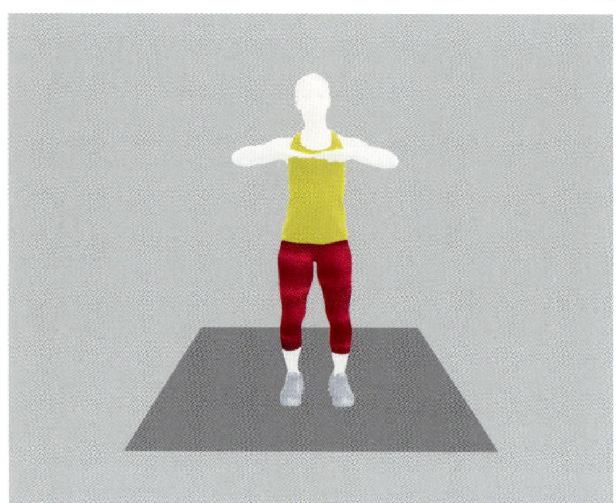

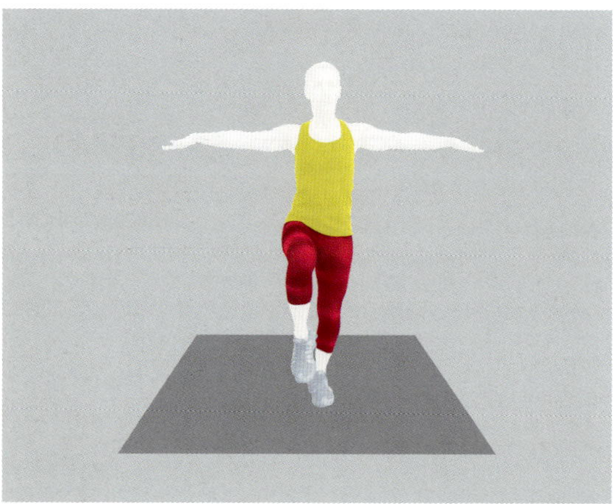

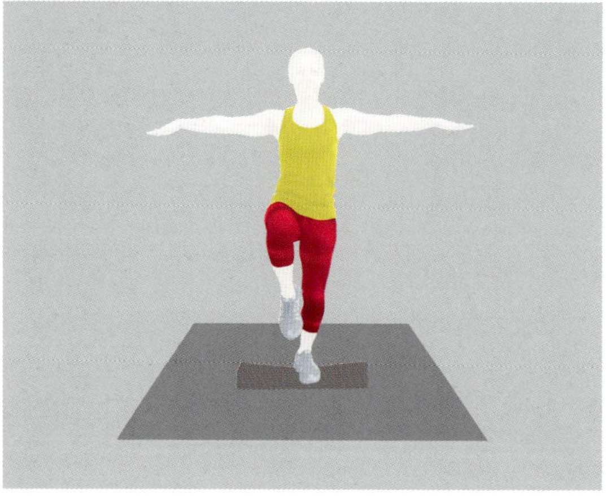

Ausgangsposition

- Stellen Sie sich mit geschlossenen Beinen hin.
- Ihre Arme bringen Sie auf Schulterhöhe, die Ellbogen zeigen nach außen.
- Die Fingerspitzen berühren sich und sind in etwa eine Handbreit vorm Oberkörper auf Brustbeinhöhe platziert.
- Der Blick geht geradeaus oder diagonal auf den Boden.
- Die Wirbelsäule ist lang und stabil, die Schultern tief gehalten, das Becken aufgerichtet.

Übungsausführung

- Heben Sie langsam das rechte Knie bis ca. Hüfthöhe, gleichzeitig die Arme nach außen öffnen.
- Ihr Standbein bleibt im Kniegelenk leicht gebeugt.
- Die Bewegung der Arme kommt nur aus den Ellbogengelenken.
- Langsam wieder zurück in den Stand und dabei die Arme wieder beugen und die Fingerspitzen berühren sich.
- Anderes Bein heben und senken, immer im Wechsel.
- Halten Sie während der Übungsausführung ständig Ihre Wirbelsäule und die Körpermitte ruhig sowie das Becken aufgerichtet.

Sie können diese Übung schwieriger und anspruchsvoller gestalten, wenn Sie sich auf eine weiche Unterlage, z. B. eine zusammengelegte dicke Decke oder eine gerollte Gymnastikmatte, stellen.

Ausgangsposition

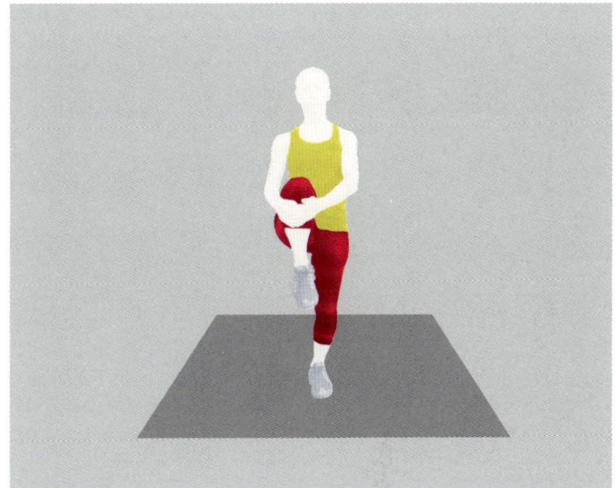

- Stellen Sie sich auf ein Bein.
- Das angehobene Bein knapp unterhalb der Kniescheibe mit beiden Händen umfassen.
- Ihr Standbein bleibt im Kniegelenk leicht gebeugt.
- Der Blick geht geradeaus oder diagonal auf den Boden.
- Brustbein nach oben ziehen, Schultern aktiv nach unten.
- Die Wirbelsäule ist lang und stabil und das Becken aufgerichtet.

Übungsausführung

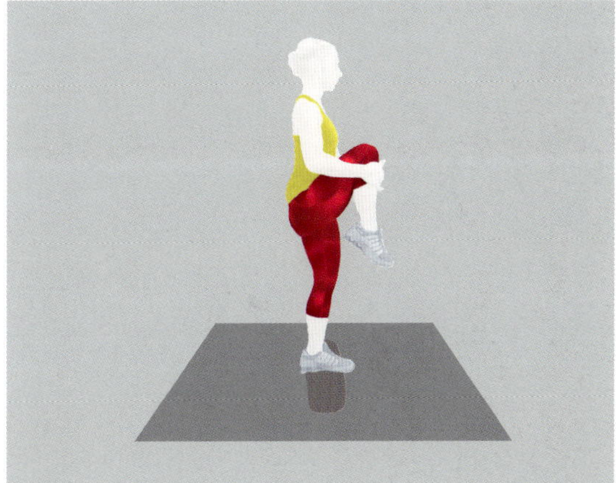

- Das angewinkelte Bein fest mit beiden Händen beim Ausatmen zum Körper ziehen.
- Dabei die Schultern aktiv nach unten, Richtung Hosenbund, platziert halten.
- Beim Einatmen den Zug wieder etwas lösen.
- Diesen Ablauf öfters (siehe Trainingsplan) auf einem Bein wiederholen und dann das Bein wechseln.
- Halten Sie während der Übungsausführung ständig Ihre Wirbelsäule und die Körpermitte ruhig sowie das Becken aufgerichtet.

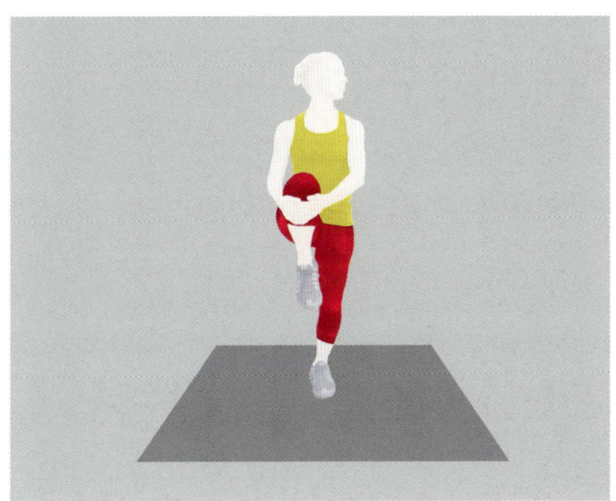

Sie können diese Übung schwieriger und anspruchsvoller gestalten, wenn Sie sich auf eine weiche Unterlage, z. B. eine zusammengelegte dicke Decke oder eine gerollte Gymnastikmatte, stellen.

Eine weitere Variante ist es, den Kopf langsam im Wechsel zur Seite zudrehen.

Adler

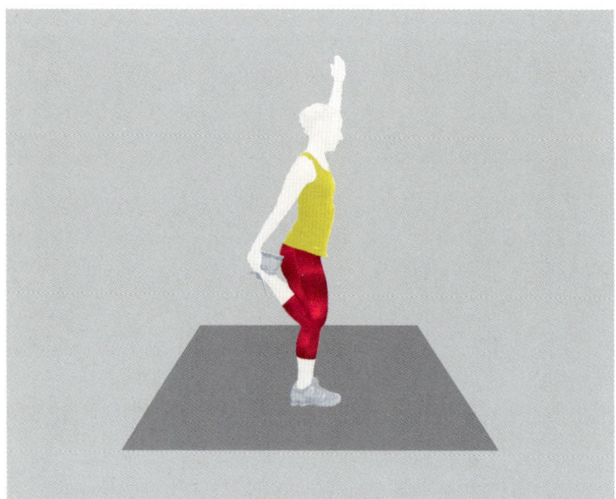

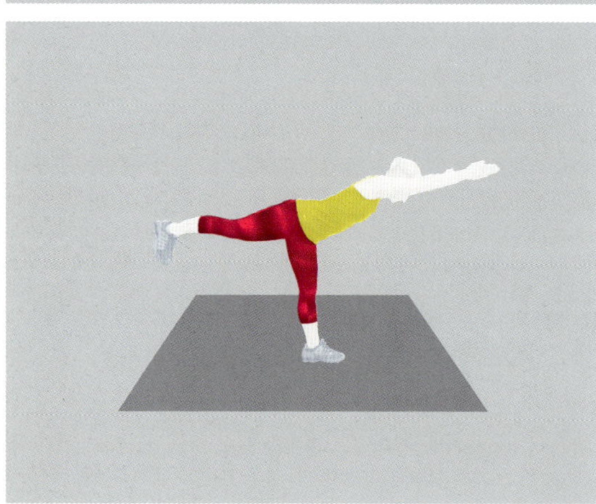

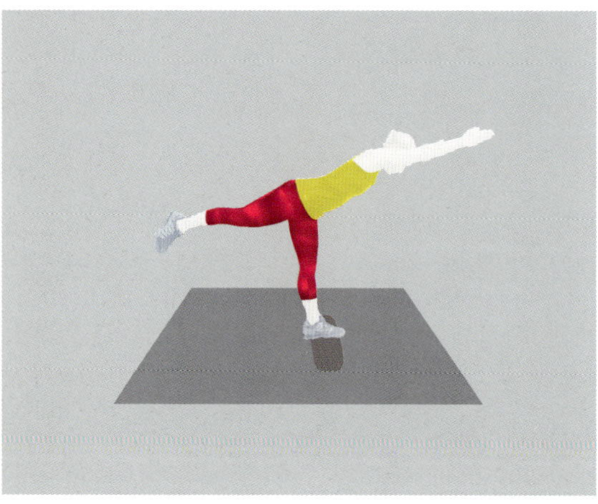

Ausgangsposition

> Standposition auf beiden Beinen.
> Heben Sie das linke Bein etwas an und begeben Sie sich in den Einbeinstand.
> Winkeln Sie hierzu das linke Bein nach hinten an.
> Mit der Hand am Fußspann fassen.
> Standbein im Kniegelenk noch leicht gebeugt.
> Rechten Arm nach oben strecken.
> Schultern tief halten, Brustbein oben sowie Wirbelsäule lang.

Übungsausführung

> Den langen Oberkörper mit dem gestreckten Arm langsam nach vorne neigen, dabei langsam den linken Fuß loslassen und das Bein lang nach hinten ausstrecken.
> Gleichzeitig den linken Arm nach vorne strecken.
> Die Beckenknochen sollten in der Horizontalen beide nach unten zeigen.
> Oberkörper wieder langsam aufrichten und zurück in die Standposition.
> Die Seite wechseln.
> Wenn Ihnen die Übung schwerfällt, dann bewegen Sie sich nur so weit, bis Sie eine Diagonale bilden. Mit der Zeit werden Sie merken, dass Sie sich immer weiter Richtung Horizontale begeben können.

Sie können diese Übung schwieriger gestalten, wenn Sie sich auf eine weiche Unterlage, z. B. eine zusammengelegte dicke Decke oder eine gerollte Gymnastikmatte, stellen.

Beinpendel

Ausgangsposition

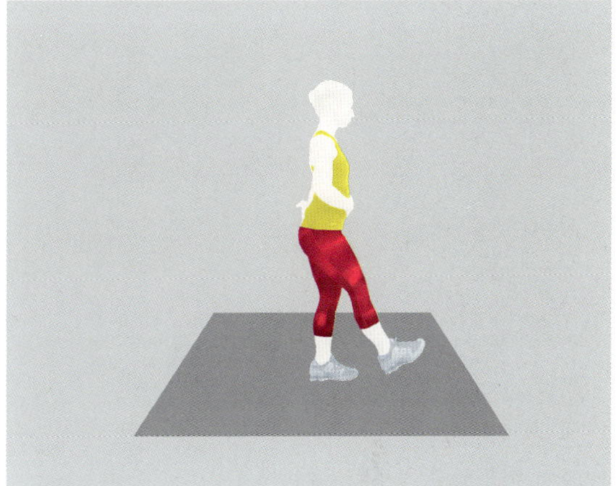

> Standposition zuerst auf beiden Füßen.

> Verlagern Sie das Gewicht auf das rechte Bein.

> Lassen Sie Ihr linkes Bein lang gestreckt und heben Sie die Fußsohle nur wenige Millimeter vom Boden.

> Ihr Standbein ist im Kniegelenk leicht gebeugt.

> Eine Hand legen Sie mit der Handfläche vorne auf den Bauch- bzw. Beckenbereich, die andere hinten mit dem Handrücken in den Bereich Lendenwirbelsäule und Becken.

> Wirbelsäule lang und stabil halten.

Übungsausführung

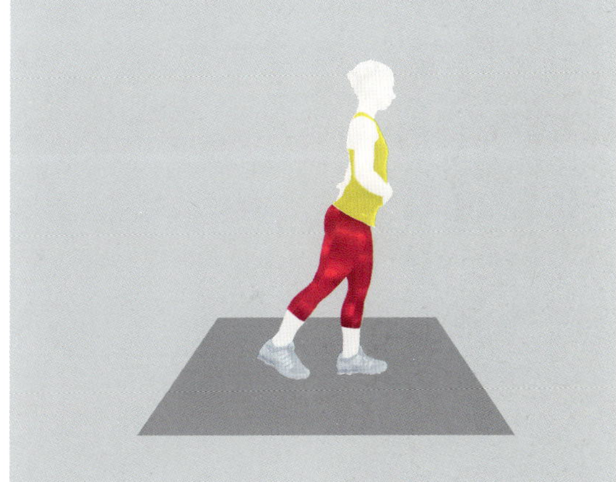

> Beginnen Sie nun mit dem linken langen Bein locker vor- und zurückzupendeln.

> Die Fußsohle streift dabei leicht über den Boden.

> Beim Rückschwingen genau umgekehrt.

> Steuern Sie die Bewegung aus dem linken Hüftgelenk.

> Ihre Wirbelsäule und die Körpermitte ruhig halten sowie das Becken aufgerichtet.

> Durch die Handposition vorne und hinten können Sie ganz leicht feststellen, ob Sie während der Bewegung in Körpermitte und Becken stabil bleiben.

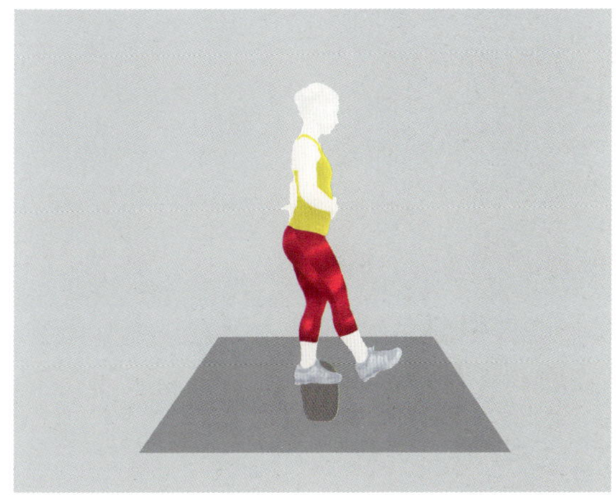

Sie können diese Übung schwieriger und anspruchsvoller gestalten, wenn Sie sich auf eine weiche Unterlage, z. B. eine gerollte Gymnastikmatte, stellen.

Baum

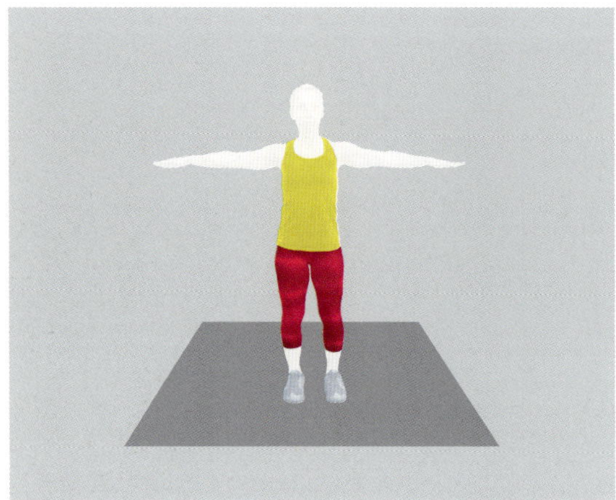

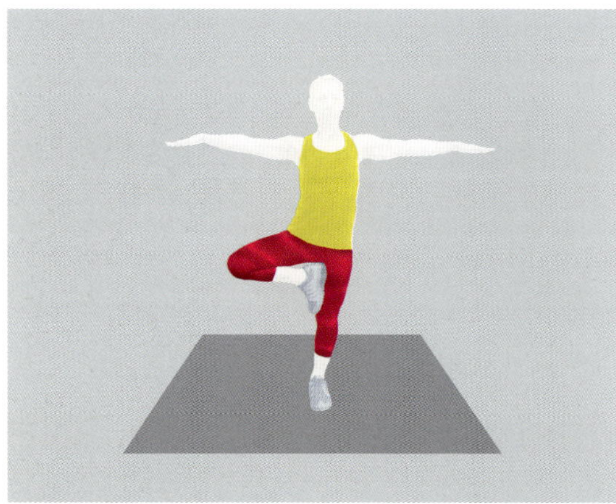

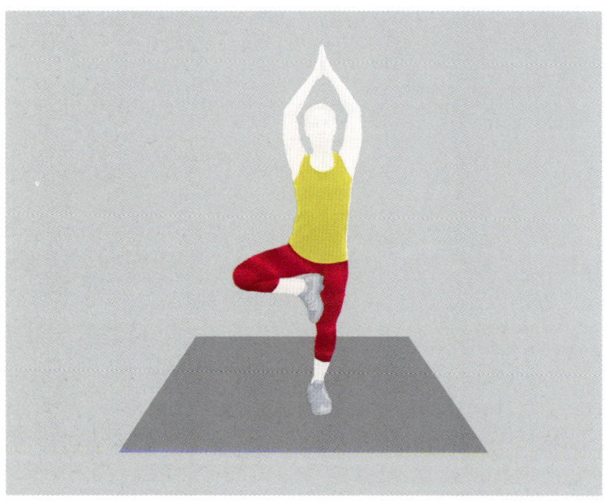

Ausgangsposition

- Standposition zuerst auf beiden Füßen.
- Die beiden Arme nach außen, etwas niedriger als auf Schulterhöhe, ausstrecken.
- Schultern aktiv nach unten ziehen, das Brustbein aufrichten.
- Die Wirbelsäule lang und stabil halten.
- Blick nach vorne richten.

Übungsausführung

- Verlagern Sie dann das Gewicht auf das rechte Bein.
- Ihr Standbein im Kniegelenk lassen Sie leicht gebeugt.
- Stellen Sie das linke Bein mit der Fußsohle angewinkelt an die Innenseite vom Standbein.
- Dabei zeigt das linke Knie nach außen.
- Wie hoch Sie die Fußsohle an die Innenseite legen, ist abhängig von Ihrer persönlichen Beweglichkeit.
- Ihre Beckenknochen liegen auf gleicher Höhe und zeigen nach vorne.

Sollte es am Anfang noch zu schwer sein mit dem angelegten Fuß am Bein, dann stellen Sie das angewinkelte Bein mit den Zehen einfach am Boden ab.

Schwieriger gestalten Sie die Übung, wenn Sie die Armposition verändern.
Hierzu die langen Arme über den Kopf strecken und die Handflächen sanft aneinanderlegen. Schultern nochmals in der Position korrigieren und nach unten ziehen.

Ausgangsposition

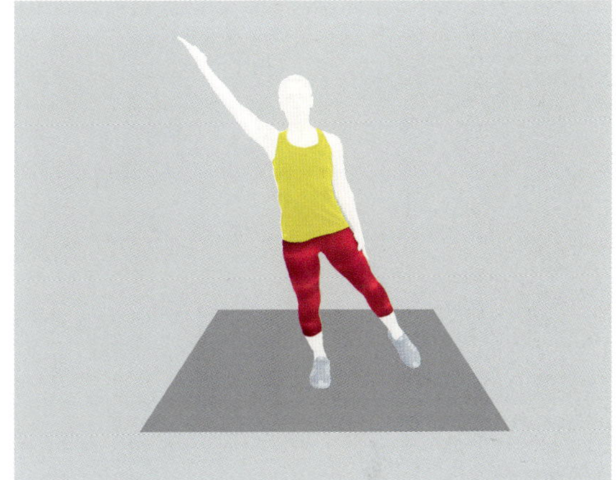

> Standposition zuerst auf beiden Füßen.
> Den rechten Arm diagonal nach oben strecken.
> Die Schultern aktiv nach unten ziehen, das Brustbein aufrichten.
> Bauchnabel zur Wirbelsäule ziehen, dadurch baut sich die Spannung im Bauch auf.
> Die Wirbelsäule und Körpermitte lang und stabil halten, das Becken ist aufgerichtet.
> Ihren Blick richten Sie nach vorne.

Übungsausführung

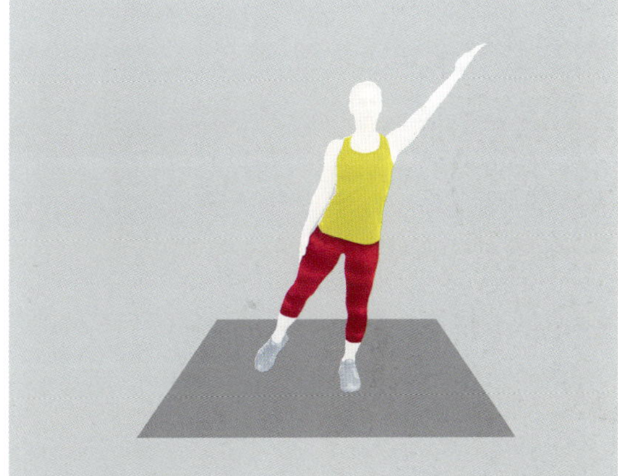

> Verlagern Sie dann Ihr Gewicht auf das rechte Bein.
> Das linke lange Bein zur Seite abspreizen und vom Boden langsam lösen.
> Ihr Standbein im Kniegelenk lassen Sie leicht gebeugt.
> Die Schultern nach unten ziehen, das Brustbein aufrichten.
> Der Oberkörper steht aufrecht.
> Von Ihrem linken abgespreizten Bein über Ihren Körper bis hinauf zum rechts ausgestreckten Arm bilden Sie eine diagonale Linie.
> Position ruhig halten und dabei fließend atmen.

Sie können diese Übung schwieriger und anspruchsvoller gestalten, wenn Sie sich auf eine weiche Unterlage, z. B. eine zusammengelegte dicke Decke oder eine gerollte Gymnastikmatte, stellen.

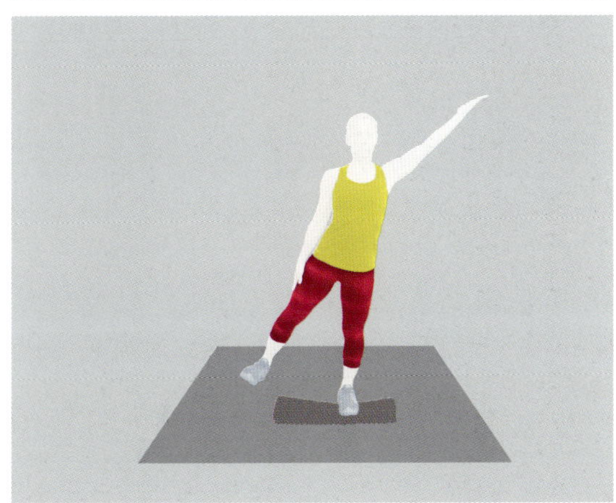

Schieflage

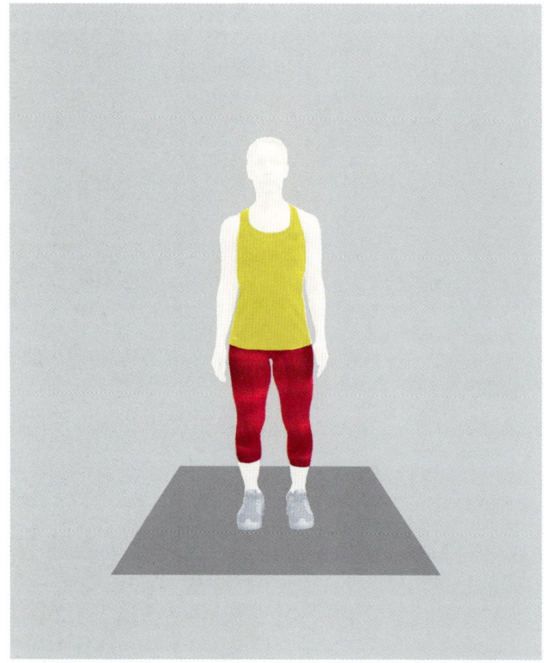

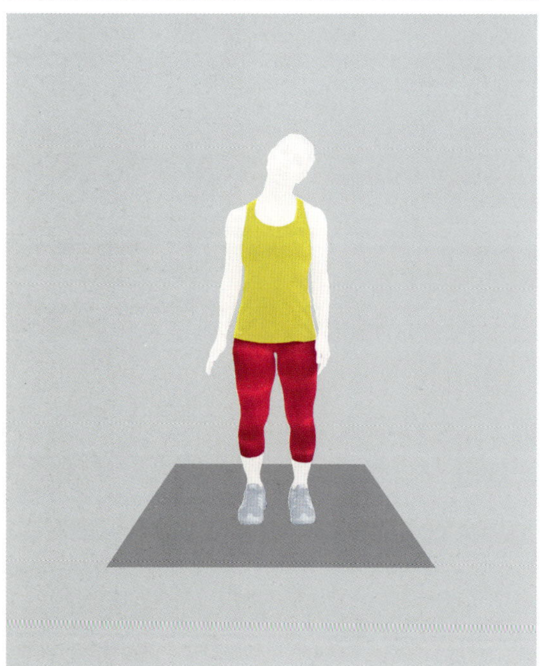

Ausgangsposition

> Standposition mit hüft- bis schulterbreit geöffneten Füßen.
> Die Knie dabei leicht gebeugt lassen.
> Schultern aktiv nach hinten-unten ziehen, das Brustbein aufrichten sowie die Wirbelsäule lang und aufrecht halten.

Übungsausführung

> Kippen Sie jetzt langsam Ihren Kopf so weit wie es Ihnen möglich ist nach rechts.
> In dieser Position stellen Sie sich vor, jemand zieht Sie am linken Ohr nach oben und zwei schwere Pranken drücken Ihre beiden Schultern gleichzeitig nach unten.
> Atmen Sie ruhig und gleichmäßig weiter, während Sie die Dehnposition halten.
> Spüren Sie deutlich die Dehnung auf der linken Halsseite.
> Achten Sie darauf, dass Schultern und Oberkörper noch immer in der gleichen Stellung sind wie in der Ausgangsposition.
> Die Dehnung lt. Angaben im Trainingsplan halten.
> Langsam den Kopf wieder aufrichten und die gleiche Übung zur anderen Seite durchführen.

Diese Übung können Sie auch im Sitzen, z. B. auf einem Stuhl oder auf dem Boden, machen.

Nackenstretch

Ausgangsposition

- Standposition mit hüft- bis schulterbreit geöffneten Füßen.
- Die Knie dabei leicht gebeugt lassen.
- Schultern aktiv nach hinten-unten ziehen, das Brustbein aufrichten sowie die Wirbelsäule lang und aufrecht halten.
- Der Blick geht vorerst geradeaus.

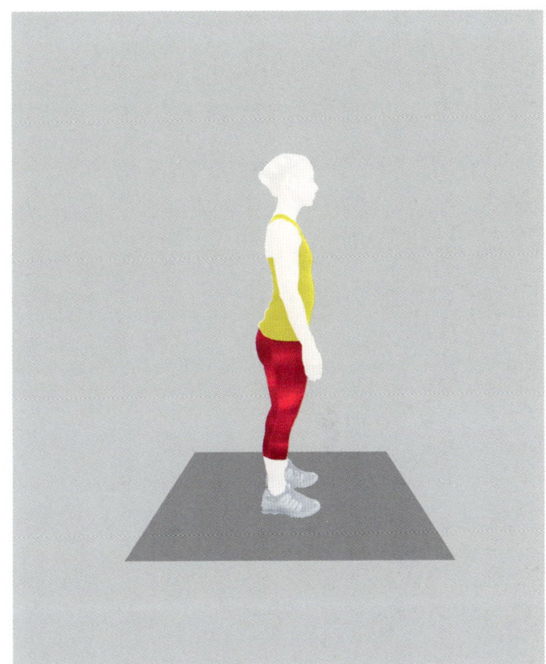

Übungsausführung

- Kippen Sie jetzt langsam Ihren Kopf so weit wie es Ihnen möglich ist nach vorne.
- Kinn und Brustbein kommen dabei ganz nah zusammen.
- Atmen Sie ruhig und gleichmäßig weiter, während Sie die Dehnposition halten.
- Nehmen Sie deutlich die Dehnung im hinteren Hals-Nacken-Bereich wahr.
- Achten Sie darauf, dass Schultern, Brustbein und Oberkörper noch immer in der gleichen Stellung sind wie in der Ausgangsposition.
- Die Dehnung lt. Angaben im Trainingsplan halten.
- Langsam den Kopf wieder aufrichten, den Blick geradeaus richten.

Diese Dehnung können Sie auch im Sitzen, z. B. auf einem Stuhl oder im Schneidersitz auf einer Matte oder Decke am Boden, durchführen.

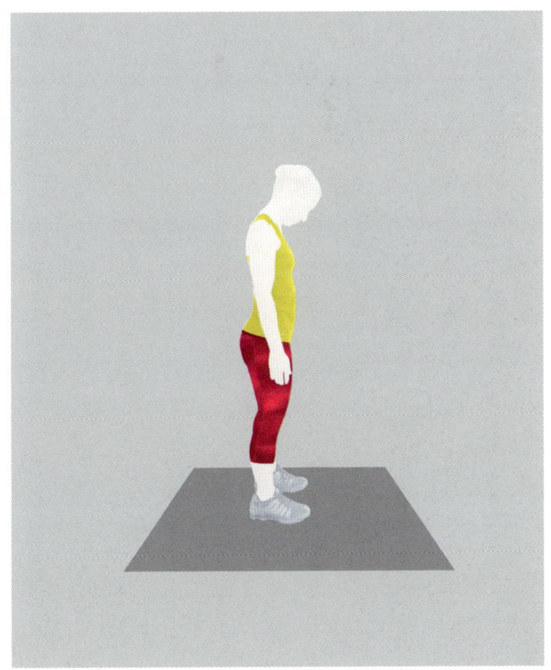

Baum umarmen

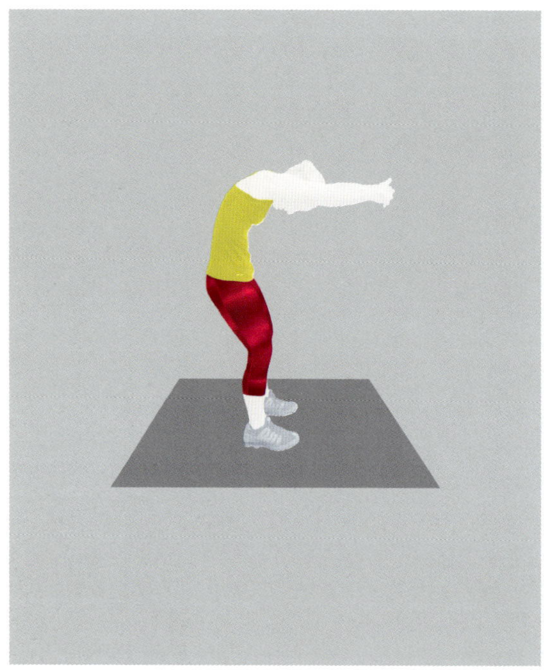

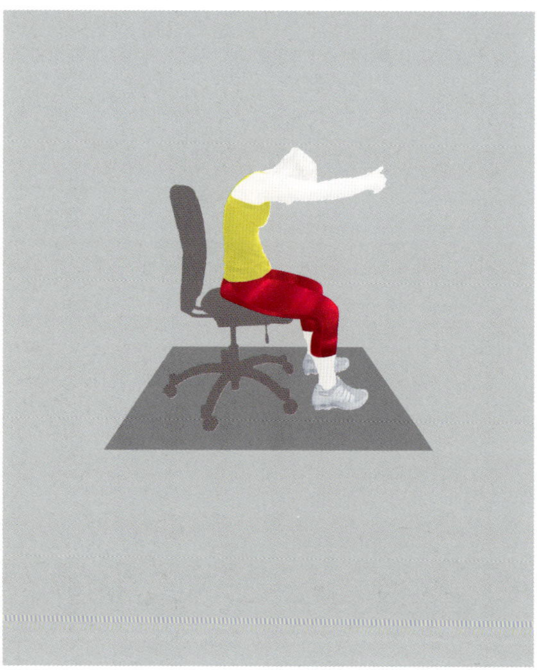

Ausgangsposition

- Standposition mit hüft- bis schulterbreit geöffneten Füßen.
- Die Knie dabei leicht gebeugt lassen.
- Verschränken Sie Ihre Finger ineinander.
- Heben Sie Ihre Arme bis Brustbeinhöhe nach vorne und bilden Sie mit Ihren Armen einen Kreis, Ellbogen nach außen platzieren.
- Stellen Sie sich einfach vor, Sie umarmen einen großen Baum.
- Die Handrücken zeigen vom Körper weg.

Übungsausführung

- Das Kinn zieht zum Brustbein, den oberen Rücken deutlich nach hinten runden.
- Schultern aktiv nach hinten-unten ziehen.
- Spüren Sie, wie die beiden Schulterblätter weit von der Wirbelsäule entfernt sind.
- Atmen Sie ruhig und gleichmäßig weiter, während Sie die Dehnposition halten.
- Nehmen Sie die Dehnung deutlich im Schulter- und oberen Rückenbereich wahr.
- Die Dehnung lt. Angaben im Trainingsplan halten.
- Langsam die Wirbelsäule wieder aufrichten und Arme nach unten führen.

Diese Dehnung können Sie auch im Sitzen, z. B. auf einem Stuhl oder auf dem Boden, durchführen.

Verbeugung

Ausgangsposition

> Standposition mit schulterbreit geöffneten Füßen.
> Die Knie dabei leicht gebeugt lassen.
> Legen Sie Ihre Hand oberhalb der Oberschenkel auf.
> Die Finger zeigen nach außen, die Daumen nach innen.

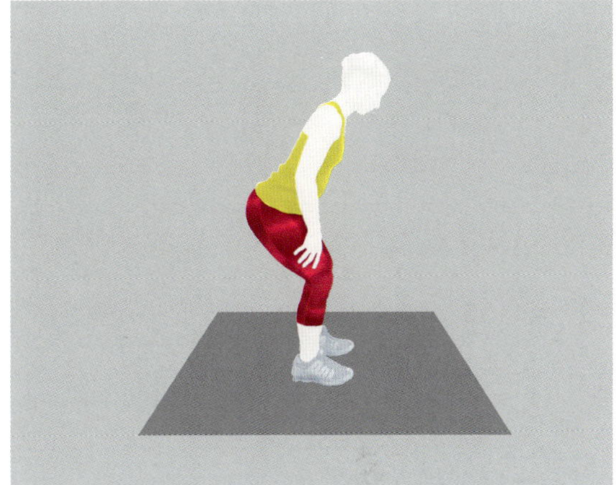

Übungsausführung

> Den Rücken rund nach oben schieben, die abgestützten Hände sichern die Position ab.
> Die Schulterblätter gehen dabei weit auseinander.
> Den Kopf einrollen, mit dem Kinn zum Brustbein.
> Ihr Becken nach vorne kippen.
> Spüren Sie bewusst die Dehnung im gesamten Rückenbereich.
> Atmen Sie ruhig und gleichmäßig weiter, während Sie die Dehnposition halten.
> Langsam den Oberkörper, weiterhin abgestützt, Wirbel für Wirbel aufrollen, bis Sie wieder in den Stand kommen.

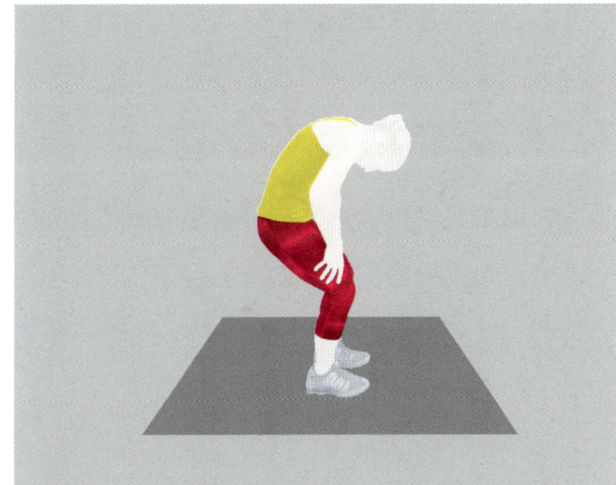

Eine ähnliche Dehnung im Sitzen: Setzen Sie sich auf einen Stuhl, die Beine sind schulterbreit geöffnet. Den Oberkörper langsam nach vorne auf die Oberschenkel legen. Greifen Sie mit beiden Armen zwischen Ihren Beinen durch und an der Seite wieder raus. Schieben Sie Ihren Rücken rund nach oben. Kopf einrollen. Beim Auflösen stützen Sie sich erst mit den Händen auf den Oberschenkeln ab und bringen dann den Oberkörper wieder nach oben.

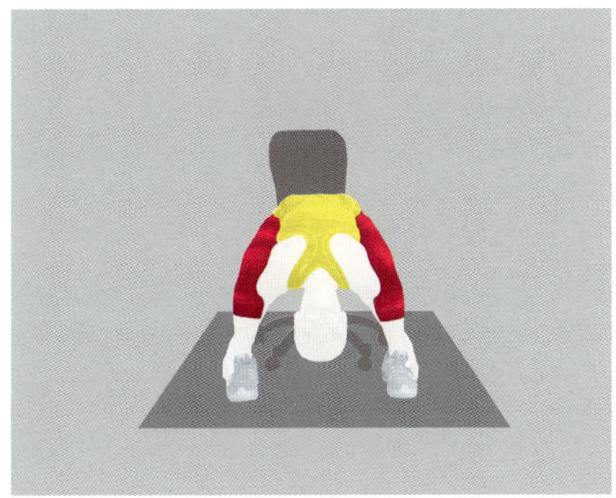

Dehnung Rücken
Kutschersitz

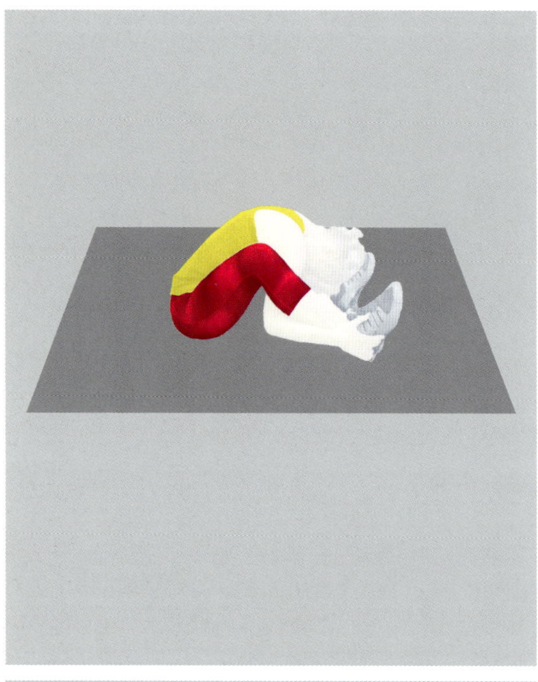

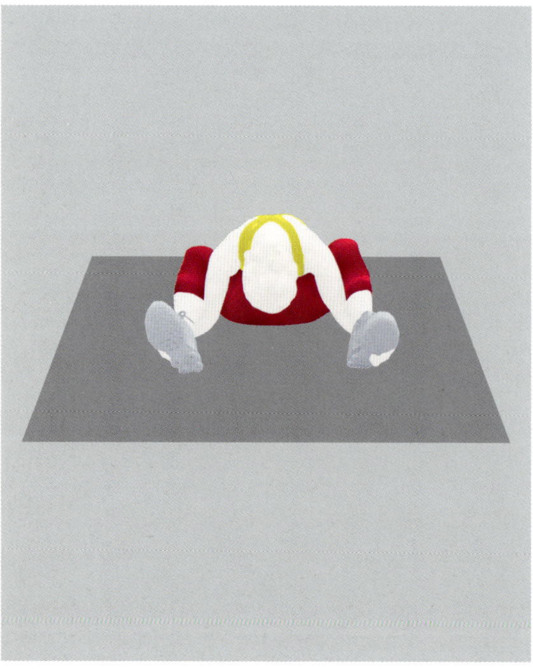

Ausgangsposition

- Setzen Sie sich auf Ihre Matte.
- Die Beine angewinkelt, hüft- bis schulterbreit auf den Fersen aufgestellt.
- Greifen Sie mit beiden Armen zwischen Ihren Beinen durch und an der Seite wieder raus.
- Halten Sie sich mit den Händen an den Außenkanten der Füße fest.

Übungsausführung

- Schieben Sie Ihren Rücken rund nach hinten. Kopf einrollen, sodass Kinn und Brustbein nahe zusammenkommen.
- Das Brustbein sinkt dabei nach innen und die Schulterblätter gehen weit auseinander.
- Nehmen Sie die Dehnung bewusst im gesamten Rückenbereich wahr.
- Atmen Sie fließend weiter, während Sie die Dehnung halten.
- Die Position lt. Angaben im Trainingsplan halten und danach wieder auflösen.

Sie können die Dehnung intensivieren, indem Sie in der Endposition nacheinander die Fersen nach vorne schieben. Spüren Sie den Unterschied?

Vor dem Auflösen der Übung sollten Sie allerdings den Zug durch das Heranziehen der Fersen wieder etwas wegnehmen.

Katzenbuckel

Ausgangsposition

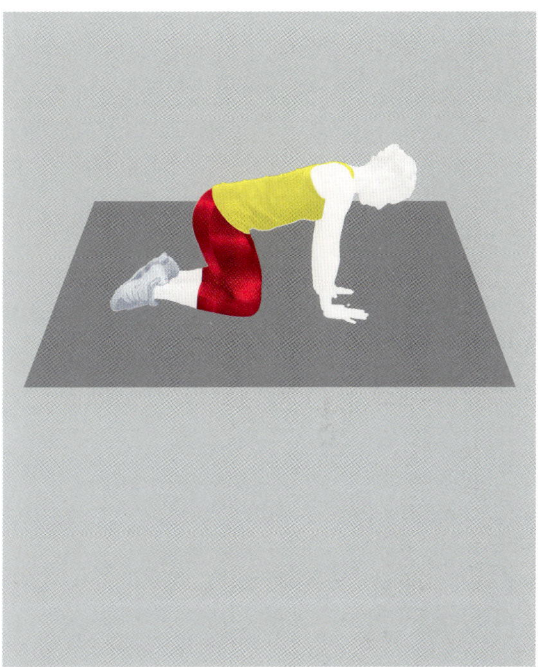

- Begeben Sie sich nach unten auf Ihre Matte in den Vier-Füßler-Stand.
- Schulter und Handgelenk liegen übereinander.
- Die Hände sind ganz leicht nach innen gedreht, die Ellbogen zeigen nach außen und sind etwas gebeugt.
- Knie- und Hüftgelenk liegen ebenfalls übereinander und die Beine sind hüftbreit geöffnet.

Übungsausführung

- Schieben Sie nun Ihren gesamten Rücken rund nach oben.
- Kippen Sie dabei das Becken nach vorne und rollen Sie Ihren Kopf ein, dabei Kinn Richtung Brustbein bringen.
- Das Brustbein nach innen ziehen, Schultern entspannt lassen.
- Die Schulterblätter sind von der Wirbelsäule weit entfernt.
- Achten Sie darauf, Ihre Ellbogen weiterhin gebeugt und den Atem fließen zu lassen.
- Genießen Sie diese ausgiebige Rückendehnung.
- Die Position lt. Angaben im Trainingsplan halten und danach wieder auflösen.
- Nachdem Sie die Position aufgelöst haben, die Hände und Finger zum Lockern etwas ausschütteln.

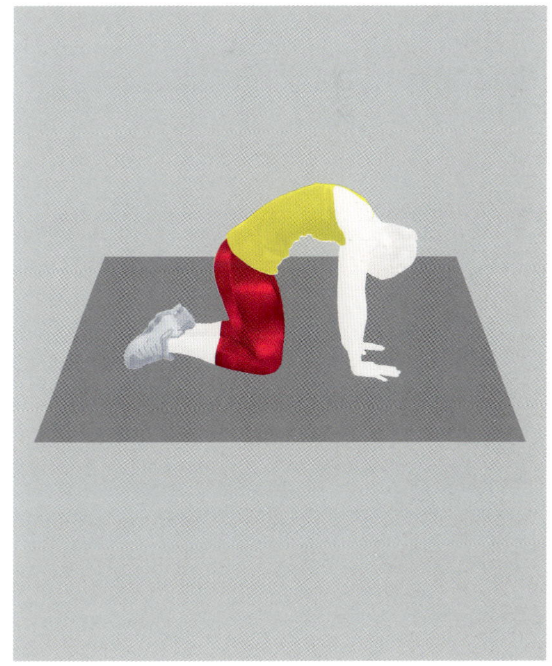

Dehnung Rücken

Muschel

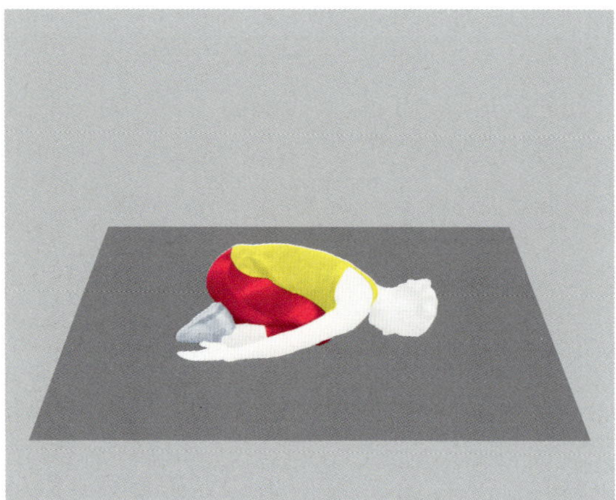

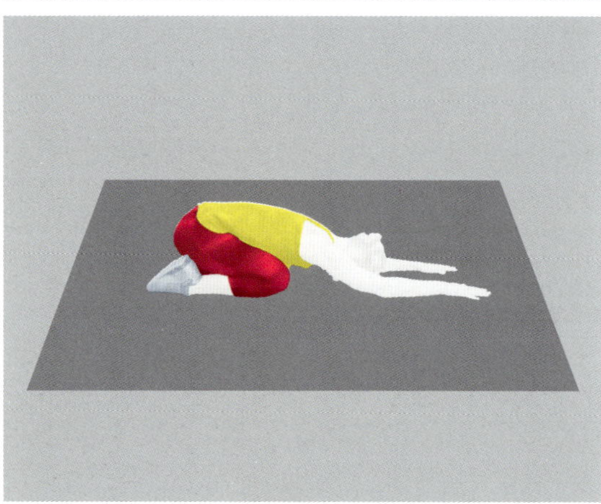

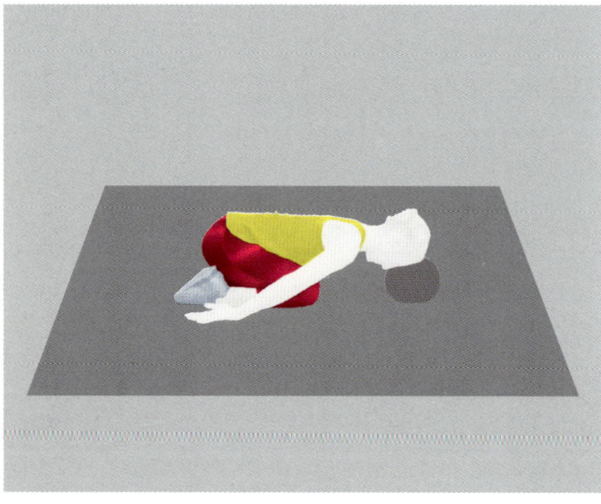

Ausgangsposition

- Begeben Sie sich über den Ausfallschritt langsam nach unten auf die Matte in den Vier-Füßler-Stand.
- Die Knie sind geschlossen, oder wenn es für Sie angenehmer ist, etwas nach außen geöffnet.

Übungsausführung

- Aus dieser Position setzen Sie sich langsam nach hinten auf Ihre Fersen ab.
- Ihren Oberkörper legen Sie dabei nach vorne auf den Oberschenkeln ab.
- Sobald der Oberkörper auf den Beinen liegt, legen Sie nacheinander die Arme neben dem Körper nach hinten ab.
- Die Stirn am Boden, Hals und Schultern ganz locker lassen.
- Eine herrliche Übung, um den Rücken- und Schulterbereich komplett zu entspannen.
- Diese Entspannungsposition genießen und entspannt weiteratmen, danach die Arme wieder nach vorne nehmen und sich zurückschieben in den Vier-Füßler-Stand.
- Sollte Ihnen das Atmen schwerfallen, wenn der Oberkörper auf den Beinen liegt, dann verändern Sie die Position der Beine leicht.
- Die Knie etwas nach außen öffnen, nun sollten Sie freier mit Brust und Bauch atmen können.

Alternativ können Sie die Arme auch entspannt vorne auf der Matte lassen.

Wenn Ihnen der Druck im Kopf zu groß wird, legen Sie Ihre Stirn auf ein Kissen.

Krabbe

Ausgangsposition

> Begeben Sie sich auf Ihre Matte in die Rückenlage und stellen Sie vorerst beide Beine angewinkelt auf den Füßen auf.

Übungsausführung

> Mit beiden Händen jeweils die Schienbeine greifen.

> Ziehen Sie nun mit Ihren Händen die Knie ganz eng zur Brust.

> Dabei Becken und den unteren Rücken von der Matte lösen.

> Gleichzeitig Kopf und Oberkörper ebenfalls vom Boden lösen, den Blick Richtung Kniescheiben richten.

> Ganz klein zusammenrollen wie eine Krabbe.

> Füße locker hängen lassen.

> Lassen Sie Ihre Schultern so entspannt wie möglich und atmen Sie fließend weiter.

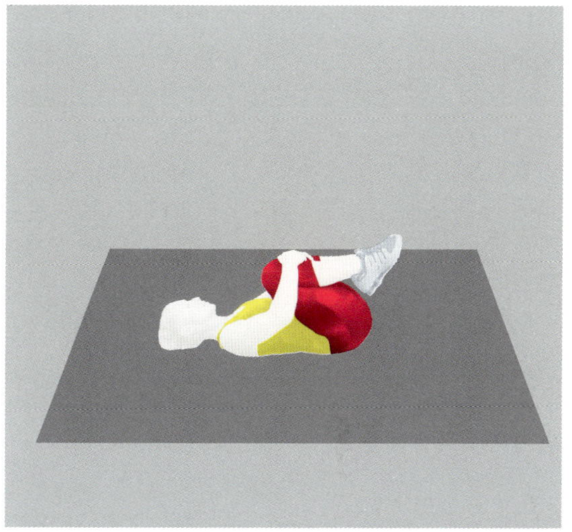

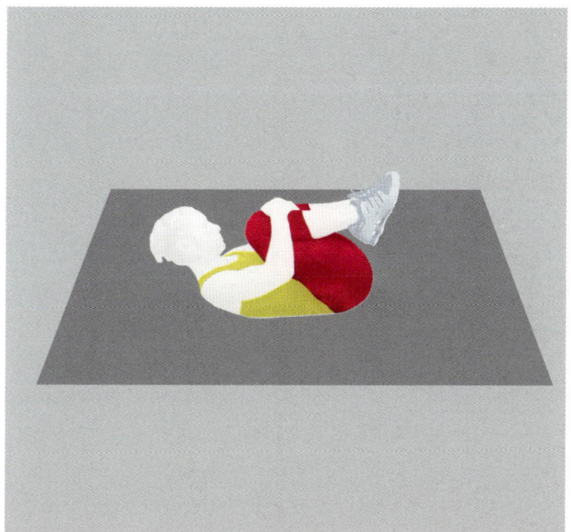

Heikos Coaching-Tipp

Manche empfinden die eingerollte Kopf- und Oberkörperposition als unangenehm im Hals-Nacken-Bereich. Sollte es Ihnen auch so gehen, dann lassen Sie Ihren Kopf und die Schultern auf dem Boden liegen. Achten Sie darauf, dass die Schultern von den Ohren weit weg sind und Richtung Boden fließen, der Hals-Nacken lang ist und der Hinterkopf die Matte berührt.

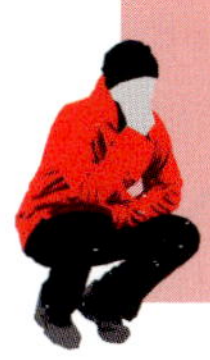

Dehnung Brust
Öffner

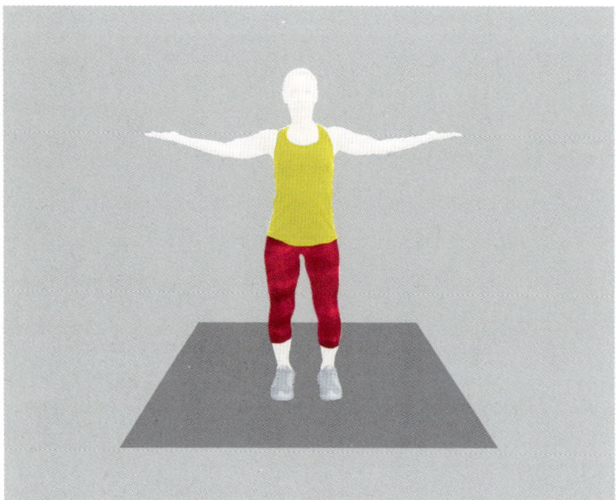

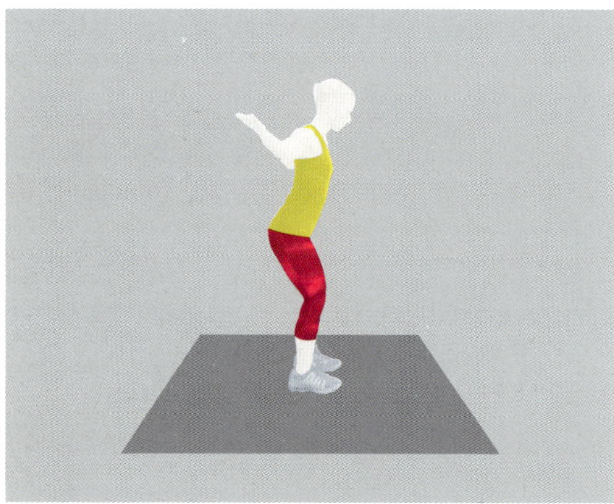

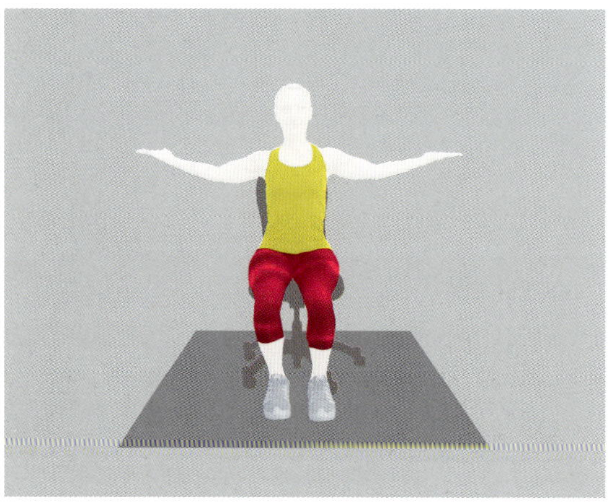

Ausgangsposition

> In der Standposition stellen Sie sich hüft- bis schulterbreit auf.

> Die Knie leicht gebeugt.

> Ihren Oberkörper lang und aufrecht halten, das Brustbein angehoben.

> Die Schultern aktiv nach unten gezogen.

Übungsausführung

> Strecken Sie nun beide Arme zur Seite aus.

> Ellbogen leicht gebeugt lassen.

> Die Hände drehen Sie so, dass die Daumen nach hinten zeigen.

> Somit können Sie sich im Brust- und Schulterbereich besser und weiter öffnen.

> Handflächen und Schultern ungefähr auf gleicher Höhe.

> Nochmals Schulter- und Brustbeinposition kontrollieren – Schultern nach unten, Brustbein oben.

> Ziehen Sie nun Ihre langen Arme weit nach hinten.

> Spüren Sie dabei, wie sich der Brustbereich weit öffnet.

> Halten Sie weiterhin Ihren Rücken lang und die Körpermitte stabil, um ein Hohlkreuz zu vermeiden.

> Becken nicht nach vorne kippen!

> Entspannt ein- und ausatmen.

Alternativ können Sie diese Dehnung im Sitzen, z. B. auf einem Stuhl oder auf der Matte, machen.

Ausgangsposition

> In der Standposition stellen Sie sich schulterbreit auf.

> Die Knie leicht gebeugt.

> Ihren Oberkörper lang und aufrecht halten, das Brustbein angehoben.

> Die Schultern aktiv nach unten gezogen.

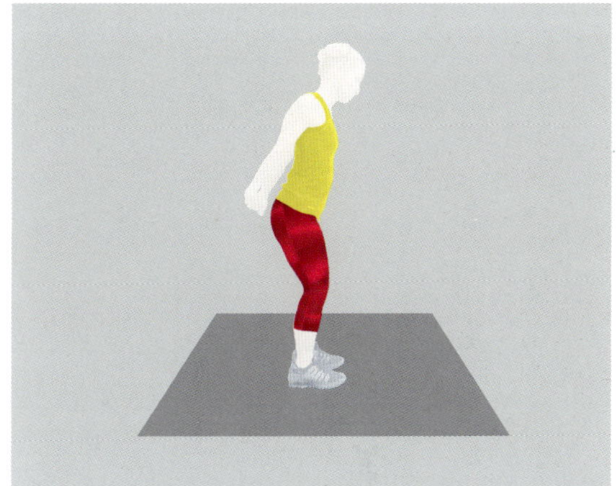

Übungsausführung

> Nehmen Sie Ihre langen Arme nach hinten und fassen Sie Ihre Hände wie bei einer Räuberleiter.

> Ziehen Sie als Erstes Ihre langen Arme nach unten, dabei die Ellbogen leicht gebeugt lassen.

> Heben Sie Ihre langen Arme so weit wie möglich nach hinten-oben.

> Oberkörper dabei in der aufgerichteten Position lassen.

> Nehmen Sie deutlich die Dehnung im Brust- und vorderen Schulterbereich wahr.

> Ihre Körpermitte weiterhin stabil halten, um ein Hohlkreuz zu vermeiden.

> Becken nicht nach vorne kippen!

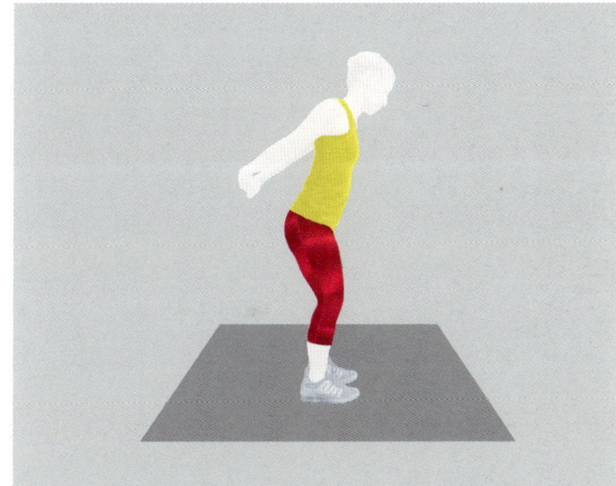

Diese Dehnung ist auch gut im Sitzen auszuführen, der Übungsablauf ist der gleiche. Bei der Stuhlvariante ist es möglich, zusätzlich den Tisch in die Übung mit einzubeziehen: Dazu die zur Räuberleiter verschränkten Hände auf den Tisch ablegen, Oberkörperposition wie beschrieben. Bei der richtigen Positionierung hilft Ihnen der variable Abstand zwischen Tisch und Stuhl. Wenn Ihr Rücken rund ist, schieben Sie den Stuhl weiter von der Tischkante weg.

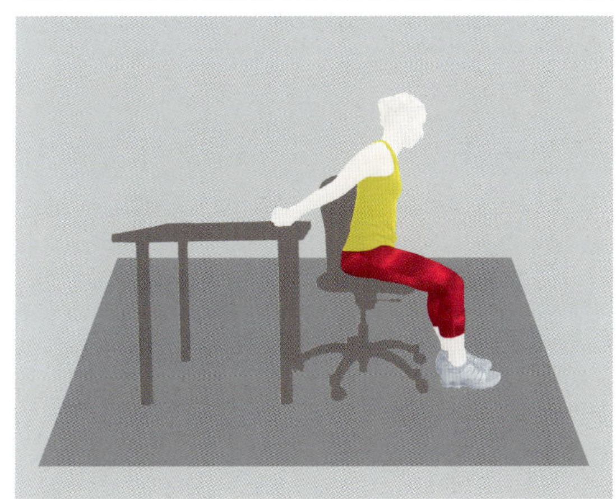

Dehnung Bauch
Gummiband

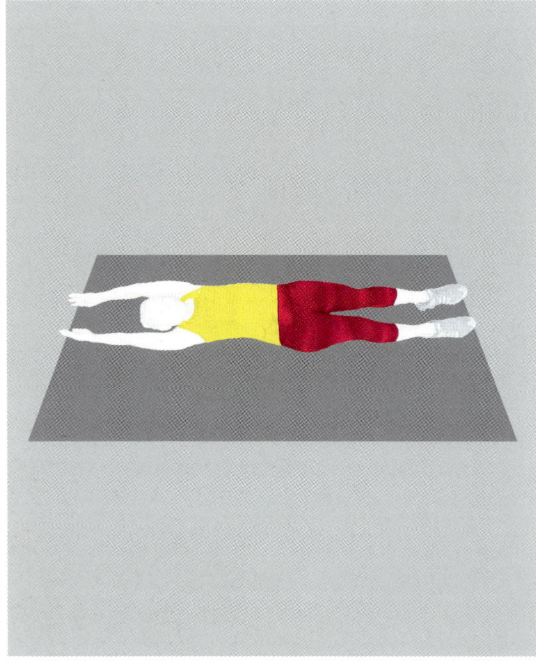

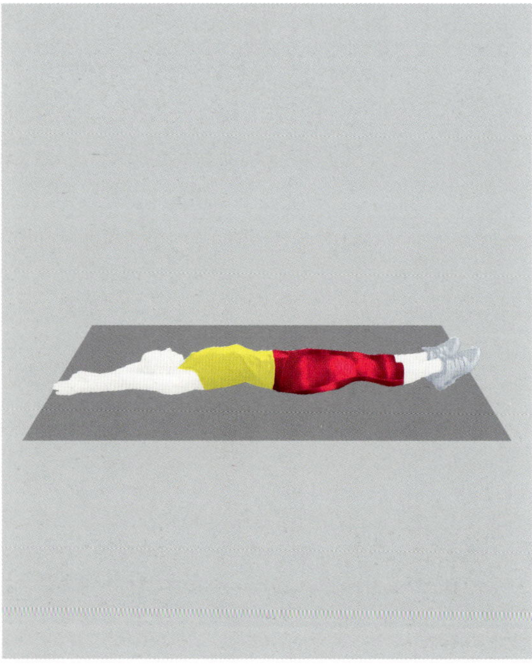

Ausgangsposition

- Begeben Sie sich rückenschonend auf Ihre Matte und legen Sie sich auf den Rücken.
- Ihre Beine sind lang am Boden abgelegt und berühren sich.

Übungsausführung

- Strecken Sie Ihre Arme über den Kopf lang nach hinten und legen Sie diese am Boden ab.
- Nun stellen Sie sich vor, Sie wären ein Gummiband, welches man an beiden Enden fasst und ganz weit auseinanderzieht.
- Dabei ziehen Sie Ihre Beine und Arme so weit wie möglich von der Körpermitte weg.
- Strecken Sie dabei auch Ihre Füße und Zehen, ebenso wie Ihre Hände und Finger ganz lang.
- Halten Sie die Länge in Ihrem gesamten Körper und nehmen Sie diese bewusst wahr.
- Ihren Kopf lassen Sie während der Dehnposition entspannt auf dem Boden liegen. Sollte Ihnen das nicht möglich sein, dann empfehle ich Ihnen, sich ein zusammengelegtes Handtuch unter den Hinterkopf zu legen.
- Ruhig und gleichmäßig atmen und den Atemfluss bewusst in die Körpermitte, Richtung Bauch, steuern.

Ausgangsposition

> Begeben Sie sich in die Rückenlage.
> Ihre Beine sind lang am Boden abgelegt und geschlossen.
> Legen Sie Ihre Arme lang nach hinten ab.

Übungsausführung

> Wandern Sie als Erstes mit Ihren langen geschlossenen Beinen nach rechts.
> Ihre beiden Gesäßhälften bleiben beide vollständig in Kontakt mit der Matte.
> Die beiden langen Arme ebenfalls nach rechts rüberlegen.
> Dabei beide Schulterblätter weiterhin vollständig auf dem Boden liegen lassen.
> Arme, Hände und Füße bleiben locker und entspannt.
> Spüren Sie bewusst die Dehnung in der linken Seite Ihres Körpers.
> Steuern Sie Ihren ruhigen und gleichmäßigen Atem mental in die seitliche Dehnung.
> Um die andere Seite zu dehnen, wandern Sie langsam mit Ihren langen Beinen und Armen über die Mitte auf die entgegengesetzte Seite.

Alternativ können Sie in der Halbmondposition zusätzlich das linke lange Bein über das rechte legen. Dabei darauf achten, dass beide Gesäßhälften weiterhin auf der Matte liegen. Bevor Sie auf die andere Seite wandern, sollten Sie den Beinüberschlag aber wieder auflösen.

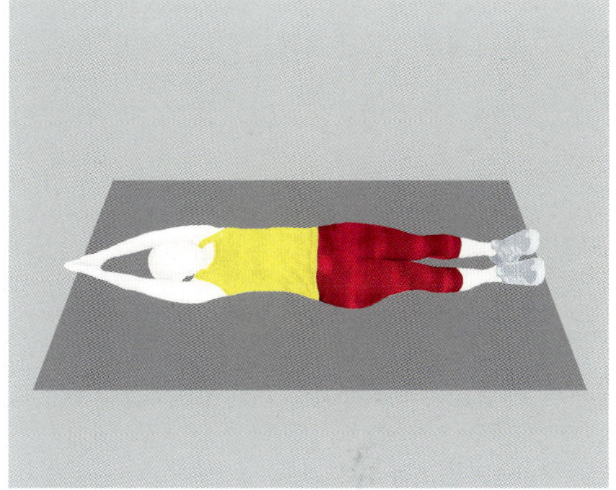

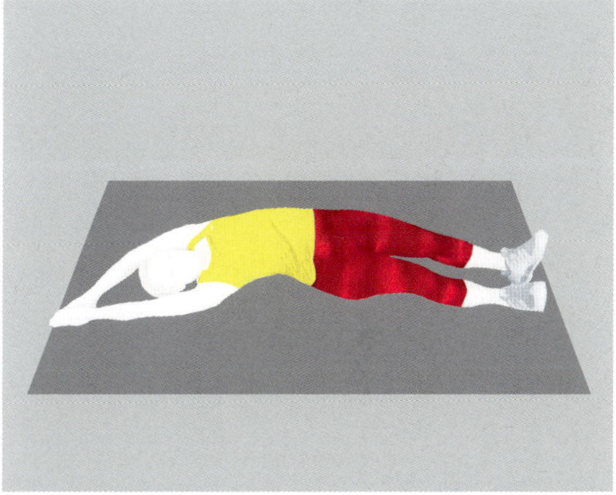

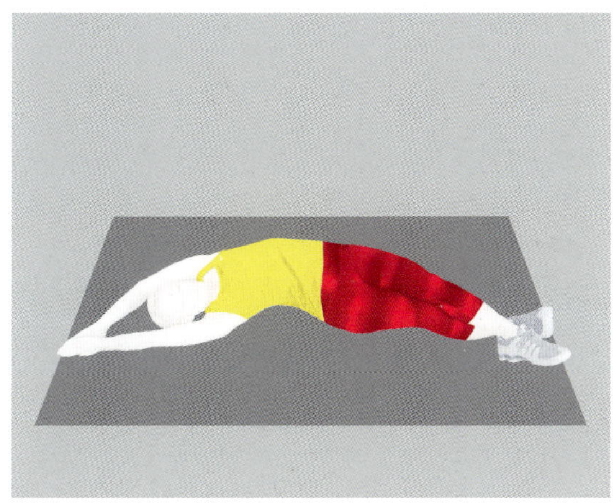

Oberschenkel vorne

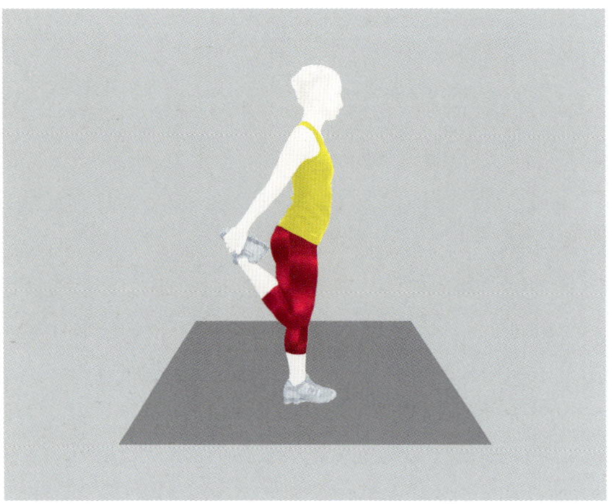

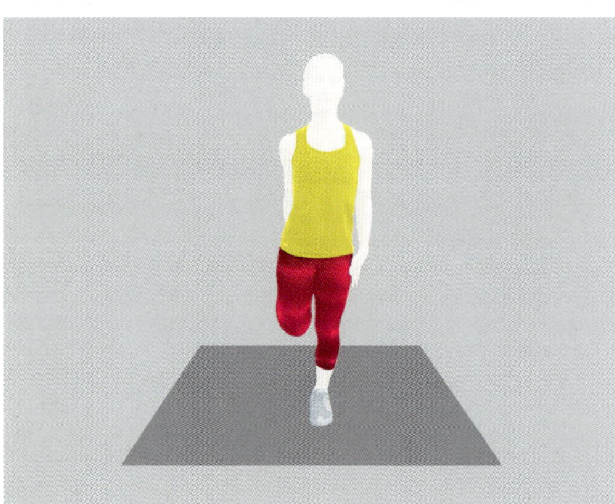

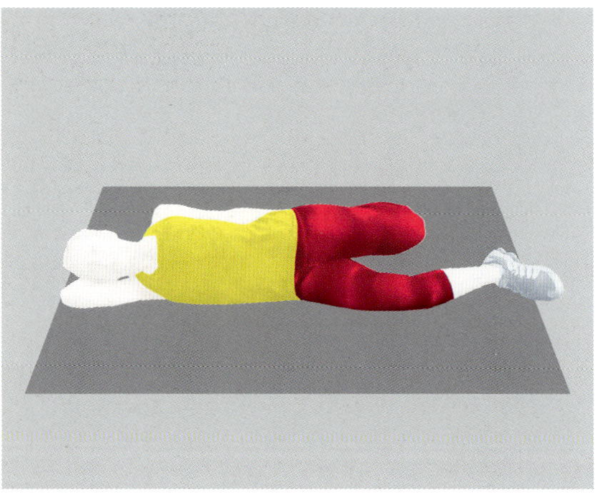

Ausgangsposition

- > Aus der Standposition lösen Sie Ihr rechtes Bein vom Boden.
- > Das Bein nach hinten anwinkeln.
- > Mit der rechten Hand fassen Sie den Fußspann.
- > Das Fußgelenk gerade halten.
- > Das Standbein ist im Knie leicht gebeugt.
- > Den Oberkörper lang und aufgerichtet, Körpermitte stabil und Schultern unten lassen.

Übungsausführung

- > Die Ferse des angewinkelten Beins vom Gesäß entfernt halten.
- > Das angewinkelte Bein weiter hinten platzieren als das Standbein.
- > Nun das Becken nach vorne aufrichten.
- > Spüren Sie deutlich die Dehnung auf der Oberschenkelvorderseite.
- > Wenn Sie keine Dehnung spüren, ist evtl. Ihr angewinkeltes Bein noch zu weit vorn platziert.
- > Auch das andere Bein im Oberschenkel dehnen.

Alternativ im Liegen, in der Seitenlage: Ihr Kopf ist auf dem Oberarm abgelegt, unteres Bein ist leicht gebeugt. Winkeln Sie das obere Bein nach hinten an. Mit der oberen Hand fassen Sie den Fußspann. Das Fußgelenk gerade halten. Den Oberkörper, das Becken und die Körpermitte stabil halten. Die Ferse des angewinkelten Beins vom Gesäß entfernt halten. Das angewinkelte Bein weiter hinten platzieren als das untere. Nun das Becken nach vorne kippen.

Oberschenkel hinten

Ausgangsposition 

- Begeben Sie sich in die Rückenlage.
- Strecken Sie das rechte Bein lang nach oben.
- Umfassen Sie die Wade mit beiden Händen.
- Legen Sie Ihren Rücken, die Schultern und den Kopf entspannt auf der Matte ab, der Hals ist lang.
- Ihr linkes Bein legen Sie lang am Boden ab.

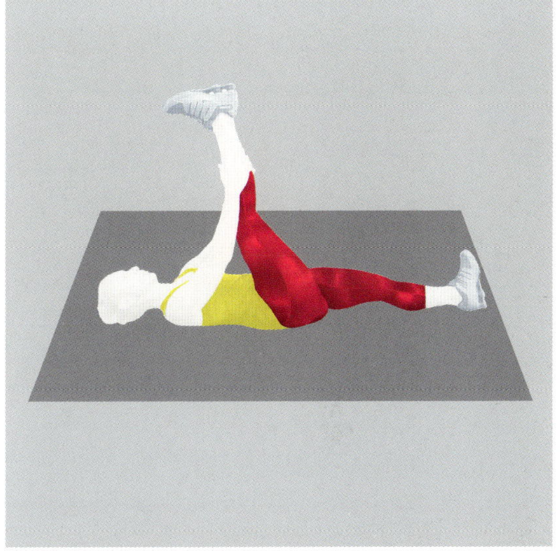

Übungsausführung

- Versuchen Sie Ihr Bein, das zur Decke zeigt, möglichst lang zu strecken, um die Beugung aus dem Knie rauszunehmen.
- Gleichzeitig ziehen Sie dieses lang gestreckte Bein mit Ihren Händen zum Körper.
- Die Dehnung müsste jetzt deutlich auf der Oberschenkelrückseite zu spüren sein.
- Der Atemfluss ist ruhig.
- Die Beinrückseite wieder in die Länge zu ziehen ist besonders wichtig, da sich Verkürzungen der Muskulatur in Form einer Beckenfehlstellung auswirken und somit Rückenprobleme hervorrufen können.
- Andere Beinrückseite ebenso dehnen.

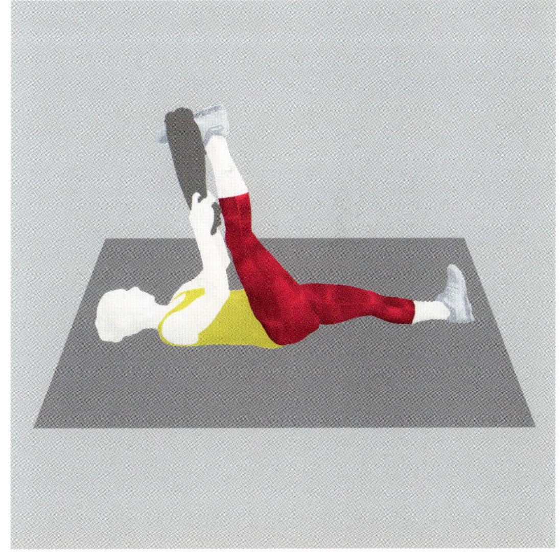

Heikos Coaching-Tipp

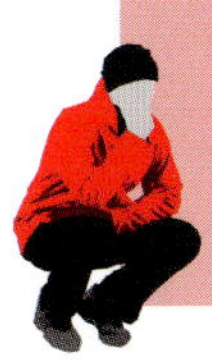

Ihre Armlänge reicht nicht aus, um das Bein zu fassen und gleichzeitig den Oberkörper mit Schultern und Kopf entspannt auf den Boden zu legen?
Nehmen Sie sich ein Handtuch zu Hilfe, es verlängert sozusagen Ihre Arme.
Der Ablauf ist nun wie beschrieben.

Oberschenkel außen

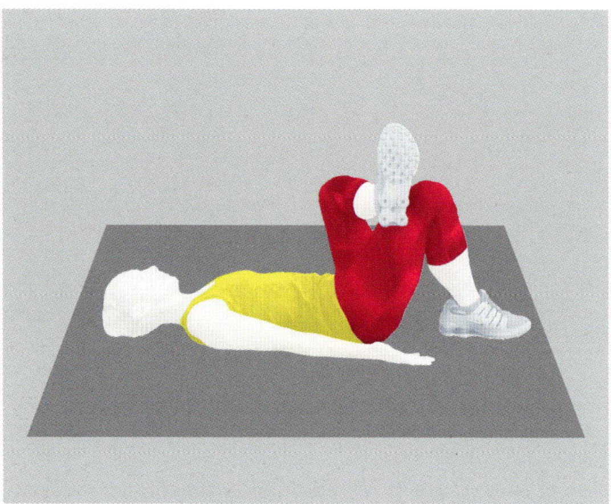

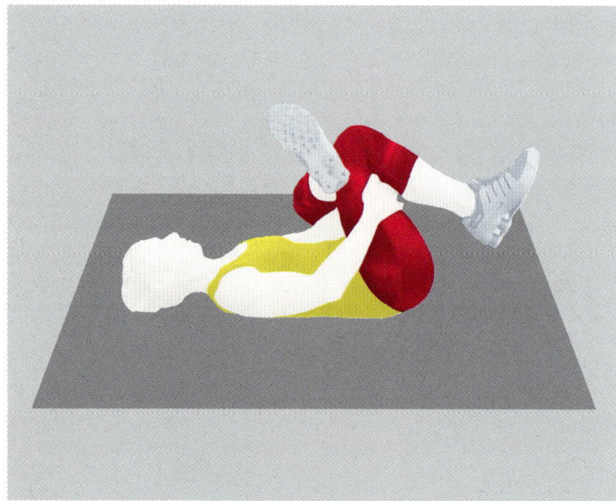

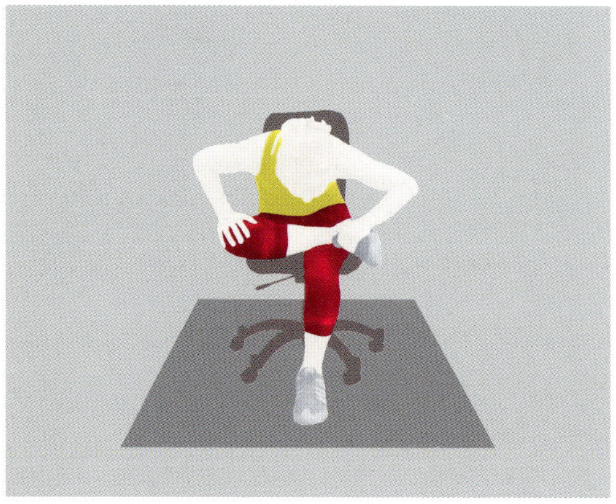

Ausgangsposition

- > Begeben Sie sich in die Rückenlage.
- > Zunächst beide Beine auf den Fußsohlen angewinkelt aufstellen.
- > Das rechte Bein legen Sie auf den linken Oberschenkel, knapp unterhalb der Kniescheibe ab.
- > Drehen Sie das rechte Knie etwas nach außen.

Übungsausführung

- > Greifen Sie mit dem rechten Arm durch die Beine durch und mit dem linken Arm links am Bein vorbei.
- > Linkes Bein etwas anheben.
- > Umfassen Sie mit beiden Händen die Oberschenkelrückseite des linken Beins.
- > Das linke Bein fest zum Körper heranziehen.
- > Rücken, Schultern und Kopf entspannt auf der Matte ablegen, den Hals lang lassen.
- > Nehmen Sie die Dehnung in der Beinaußenseite und dem kleinen Gesäßmuskel deutlich wahr.

Alternativ Dehnung mit dem Stuhl: Legen Sie das rechte Bein angewinkelt auf den Oberschenkel. Rechte Hand auf das rechte Knie, linke Hand auf den rechten Fuß. Schultern tief, Brustbein hoch und Rücken lang halten. Bewegen Sie nun Ihren langen Oberkörper immer weiter nach vorne und Sie werden deutlich die Dehnung spüren. Vergessen Sie nicht, Ihre andere Beinaußenseite zu dehnen.

Diamantsitz

Ausgangsposition

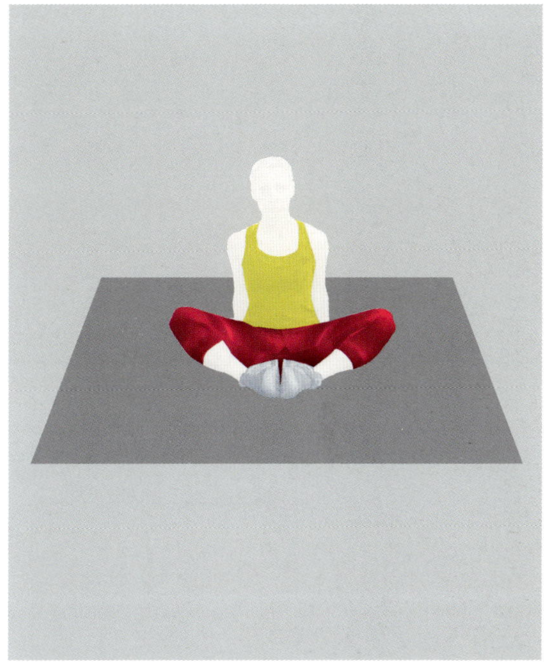

> Setzen Sie sich mit Ihrem Gesäß auf Ihre Matte oder Wolldecke ab.
> Langsam die aufgestellten Beine mit den Knien nach außen-unten führen.
> Ihre beiden Fußsohlen berühren sich nun.
> Beide Arme führen Sie nach hinten.
> Stützen Sie sich mit noch leicht gebeugten, aber langen Armen auf den Händen ab.
> Ziehen Sie Ihr Brustbein nach oben, halten Sie Ihren Rücken lang und die Schultern aktiv unten.
> Ihr Becken richten Sie auf, spüren Sie deutlich Ihre beiden Sitzhöcker, die beiden Knochen, die aus dem Gesäß kommen, auf Ihrer Matte.

Übungsausführung

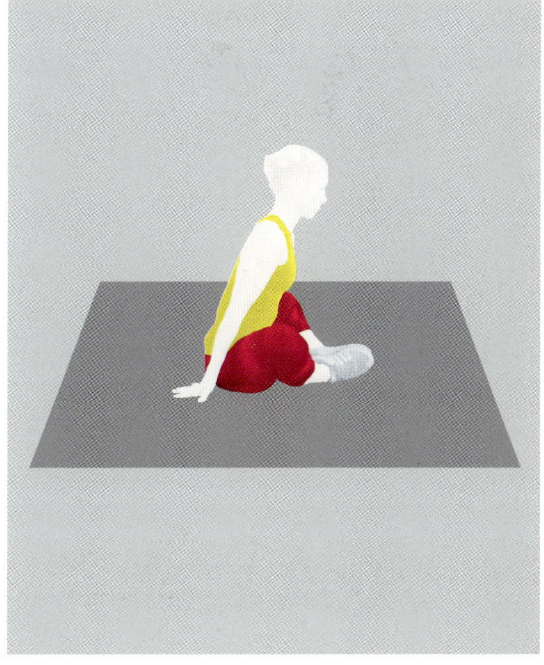

> Schieben Sie Ihre Knie nun so weit wie möglich nach unten.
> Dabei die Position von Brustbein, Schultern, Rücken und Becken wie in der Ausgangsposition beibehalten.
> Spüren Sie deutlich die Dehnung in der Innenseite der Oberschenkel.
> Sollte es Ihnen schwerfallen, das Becken aufrecht zu positionieren, legen Sie eine gerollte Decke hinten in den Beckenbereich. Diese wirkt dann wie ein Keil und unterstützt die aufrechte Beckenposition.

Alternativ können Sie sich anstatt auf der Handfläche auch auf der Faust hinten abstützen.

Dehnung Beine
Wade

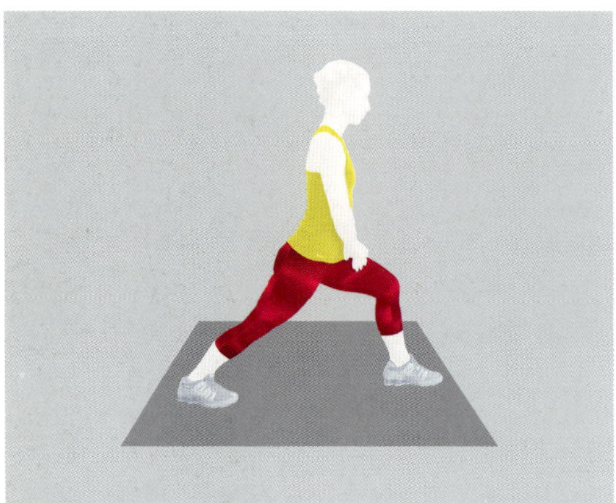
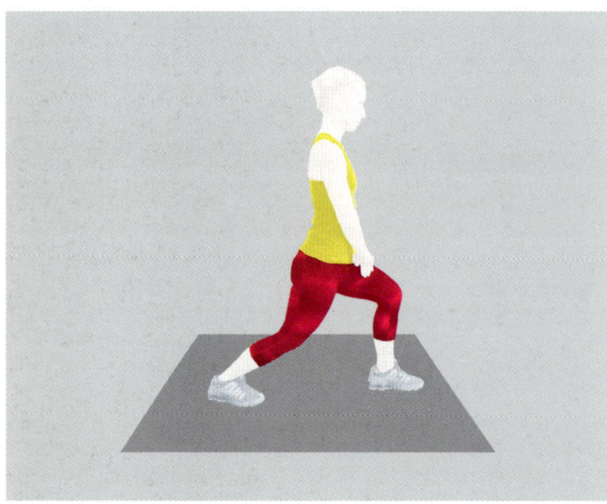
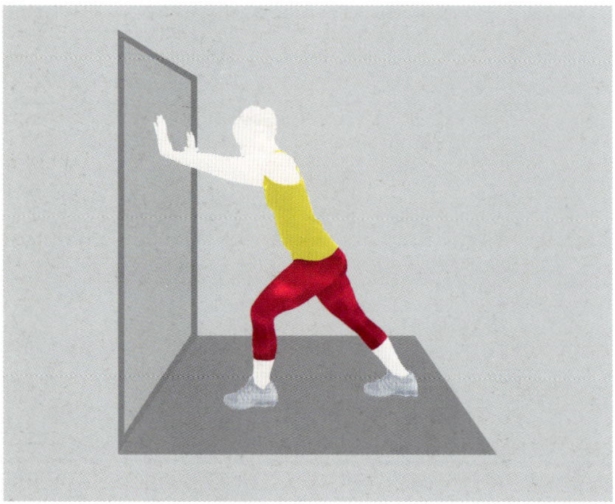

Ausgangsposition

- Begeben Sie sich in eine große Schrittposition.
- Die Beine sind versetzt parallel aufgestellt, um einen sicheren Stand zu haben.
- Knie und Fußspitzen zeigen nach vorne.
- Stützen Sie sich mit den Händen auf dem Oberschenkel des vorderen Beins ab.
- Schieben Sie Ihr Brustbein nach vorne-oben und halten Sie Ihre Schultern weit weg von den Ohren.

Übungsausführung

- Dehnung oberer Wadenanteil.
- Halten Sie Ihr hinteres Bein ganz lang und drücken Sie die Ferse fest in den Boden.
- Schieben Sie nun Ihr Becken und Gewicht etwas mehr nach vorne.
- Achten Sie darauf, dass Sie mit Ihrem vorderen Bein trotzdem noch einen rechten Winkel bilden.
- Vom Hinterkopf bis runter zur Ferse bilden Sie eine diagonale Linie.
- Die beiden Hüftknochen zeigen nach vorne.

Dehnung unterer Wadenanteil: Um diesen Teil der Wade zu dehnen, beugen Sie das hintere Bein im Kniegelenk, lassen Ihre Ferse aber weiterhin am Boden.

Alternativ können Sie diese Dehnungen auch an einer Wand, Säule oder einem Geländer durchführen.

Schienbeinmuskel

Ausgangsposition

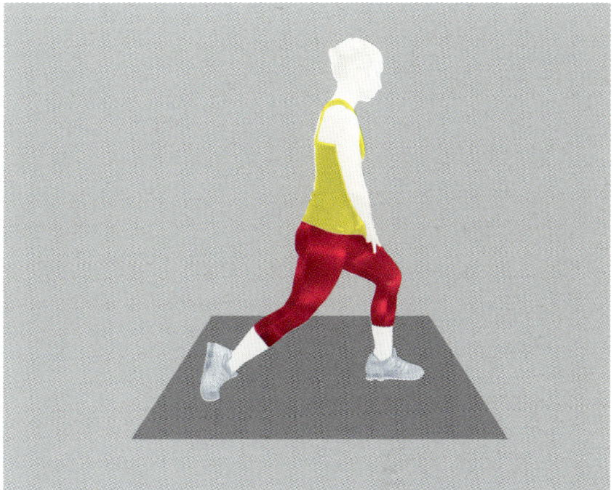

> Begeben Sie sich in eine große Schrittposition.
> Die Beine sind versetzt parallel aufgestellt, um einen sicheren Stand zu haben.
> Knie und Fußspitzen zeigen nach vorne.
> Stützen Sie sich mit den Händen auf dem Oberschenkel des vorderen Beins ab.
> Schieben Sie Ihr Brustbein nach vorneoben und halten Sie Ihre Schultern weit weg von den Ohren.

Übungsausführung

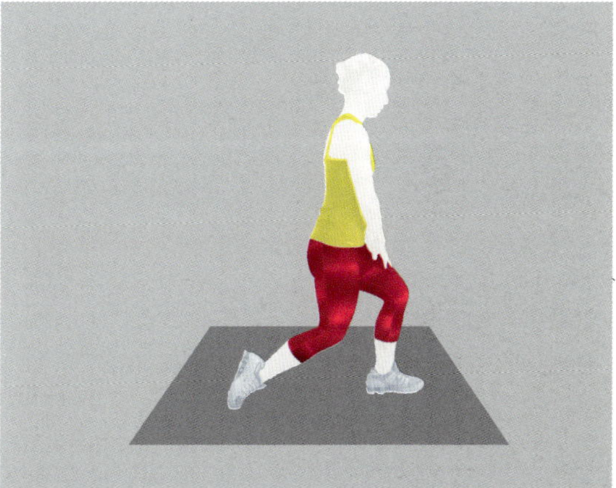

> Den hinteren Fuß so platzieren, dass die Zehen mit der oberen Seite auf dem Boden liegen.
> Hinteren Fuß mit den Zehen auf der Position halten und etwas nach vorne in die Länge ziehen.
> Das Gewicht stärker auf den Fußrücken des hinteren Beines nach unten verlagern.
> Achten Sie darauf, das Ihr Fußgelenk während der Dehnung nicht nach außen kippt.
> Sie müssten in dieser Stellung deutlich die Dehnung über den Fußrücken bis ins Schienbein spüren.

Alternativ können Sie diese Dehnungen auch im Stand durchführen: Einen Fuß auf die obere Seite der Zehen stellen. Strecken Sie Ihr Fußgelenk ganz lang, Knie ist gebeugt. Vergessen Sie nicht, den anderen Schienbeinmuskel ebenfalls zu dehnen.

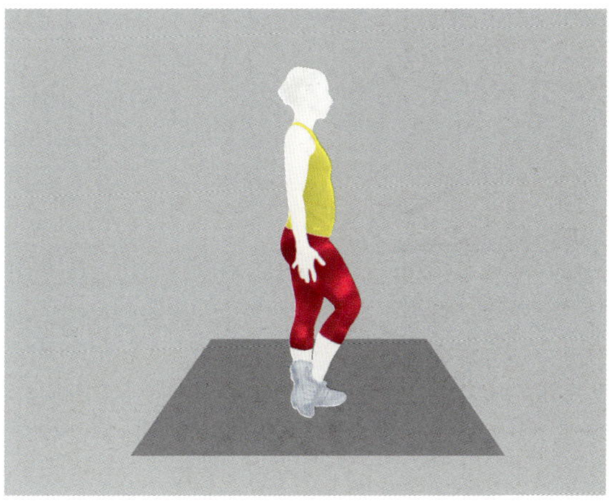

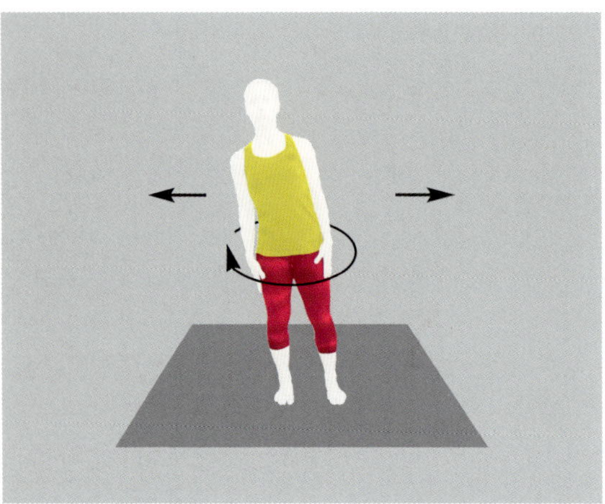

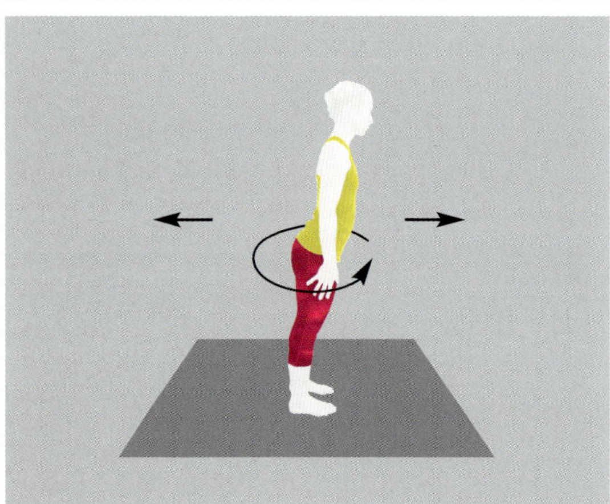

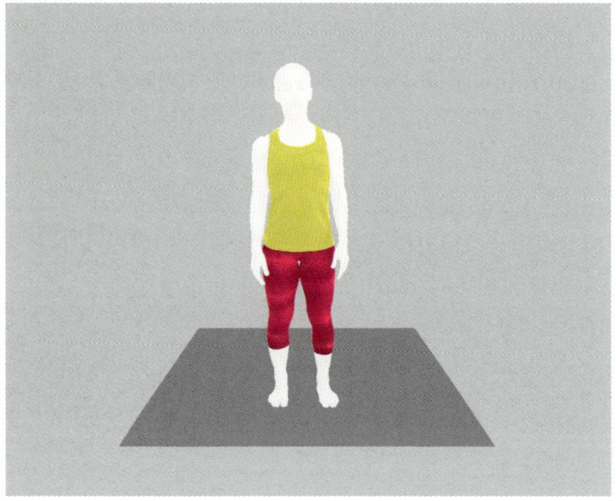

Baum im Wind

Bequem hinstellen, die Füße stehen hüftbreit fest auf dem Boden. Versuchen Sie Ihren Körper wie einen Baum im Wind in verschiedene Richtungen pendeln zu lassen. Dabei die Körpermitte stabil halten und die Bewegung aus den Fußgelenken steuern.

Pendeln Sie zunächst nach vorne und nach hinten, dann von rechts nach links und kreisen Sie schließlich um Ihren eigenen Körper, ein paar Mal jede Richtung.

Wiederholen Sie die Pendelbewegung nach vorne und hinten. Werden Sie langsam kleiner mit Ihren Pendelbewegungen, bis Sie zum Stillstand kommen.

Auf den Boden kommen

Mit dieser Übung bekommen Sie in stressigen Zeiten wieder Bodenhaftung, wenn Sie das Gefühl haben, Ihnen zieht es den Boden unter den Füßen weg.

Ziehen Sie Ihre Schuhe aus. Stellen Sie sich aufrecht mit hüftbreit geöffneten Beinen hin und lassen Sie die Arme locker hängen. Stellen Sie sich vor, wie Sie ein imaginärer Faden am Kopf immer sanft nach oben zur Decke zieht. Ihre Füße, unten fest am Boden verwurzelt, halten den Bodenkontakt und Ihr Körper wächst unaufhörlich nach oben. Bleiben Sie 2 bis 3 Minuten so stehen und genießen Sie das starke Gefühl. Ruhig und fließend atmen.

Brust und Bauch

Stellen Sie sich bequem und locker hin, Ihre Aufmerksamkeit auf Ihren Brustkorb gerichtet. Nehmen Sie bewusst wahr, wie sich Ihr Brustkorb beim Einatmen hebt und bei der Ausatmung senkt. Sprechen Sie dabei innerlich das Ein und Aus beim Atmen mit.

Halten Sie für kurze Zeit die Luft nach dem Einatmen an, achten Sie auf die Spannung im Brustbereich und spüren Sie das angenehme Gefühl der Entspannung, wenn Sie den Atem wieder freigeben.

Wiederholen Sie diese Anspannungs- und Entspannungsphase, indem Sie in erster Linie in den Bauch atmen. Spüren Sie, wie sich Ihr gesamter Körper über die Atmung zunehmend löst.

Atmen Sie zum Schluss einmal tief ein und aus. Auch in der Rückenlage ist diese Übung herrlich entspannend.

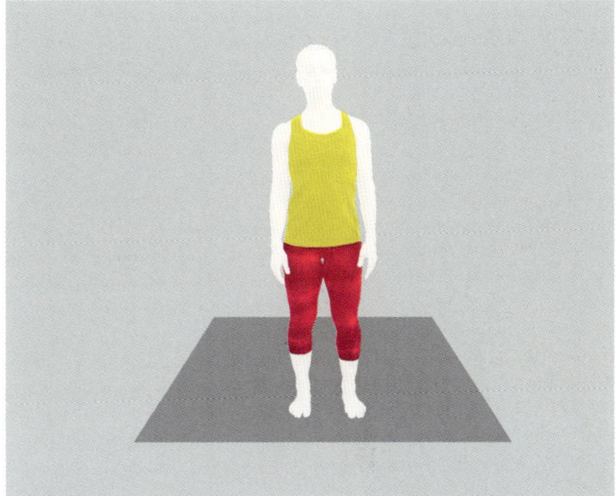

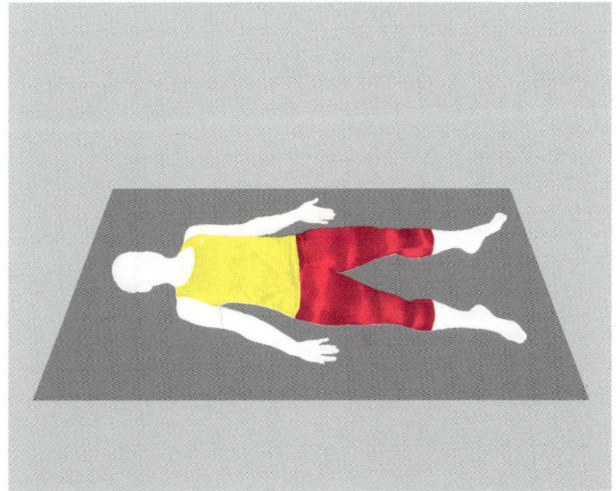

Wechsel

Stellen oder legen Sie sich entspannt hin und schließen Sie Ihre Augen. Die Lippen schließen und nur durch die Nase atmen. Mit dem linken Daumen das linke Nasenloch verschließen, nur durch das rechte Nasenloch ein paar Mal ein- und ausatmen. Mit dem kleinen Finger das rechte Nasenloch verschließen, das linke Nasenloch freigeben und die Übung wiederholen. Atmen Sie zum Schluss einmal tief durch Nase und Mund ein und aus.

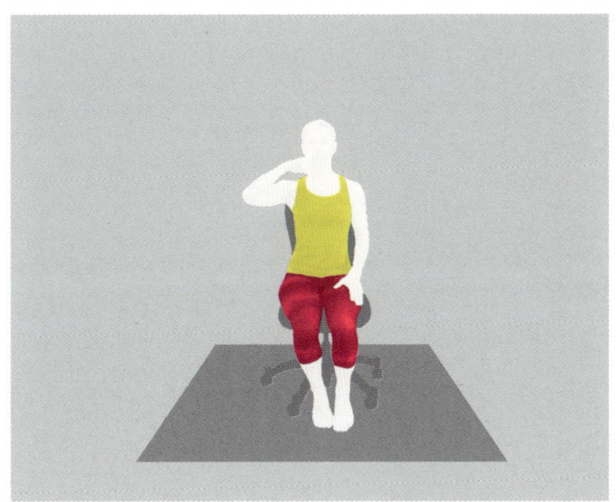

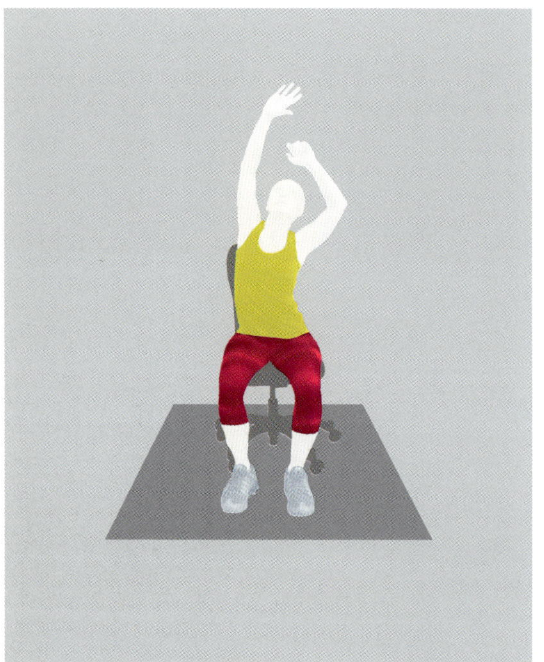

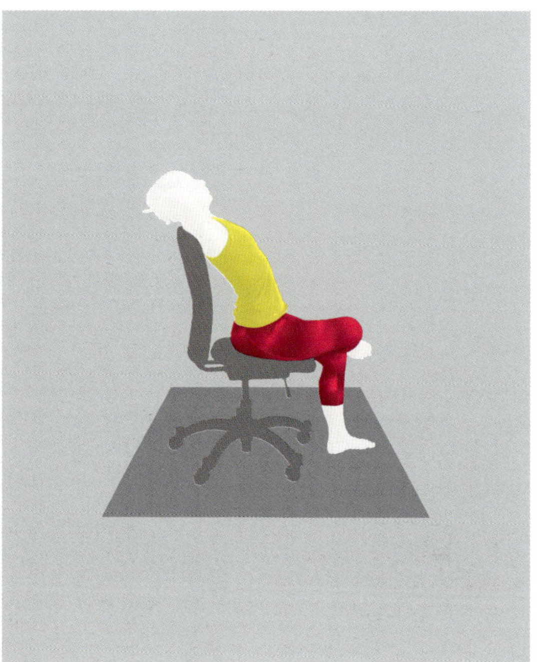

Arme nach oben

Setzen Sie sich mit langem Rücken und aufgerichtetem Becken auf Ihren Stuhl. Zwischen Ihrem Rücken und der Stuhllehne halten Sie etwas Abstand. Ihre beiden Füße, etwa hüftbreit geöffnet, mit den Beinen im rechten Winkel, stellen Sie fest auf den Boden. Strecken Sie abwechselnd den rechten und linken Arm nach oben über Kopf, den Ellbogen dabei aber noch leicht gebeugt lassen. Folgen Sie mit Ihrem Blick immer dem Arm, der nach oben geht. Etwa 12 Mal wiederholen. Durch diese einfache, aber effektive Übung dehnen Sie Ihren Oberkörper und fördern die Mobilität Ihrer Brustwirbelsäule.

Zurücklehnen

Setzen Sie sich mit langem Rücken und aufgerichtetem Becken auf Ihren Stuhl. Der Rücken hat Kontakt mit der Stuhllehne. Legen Sie Ihren rechten Unterschenkel auf den linken Oberschenkel. Dabei zeigt das rechte Knie etwas nach außen. Die Hände legen Sie hinter den Kopf, die Ellbogen zeigen nach außen. Nun lehnen Sie sich so weit wie möglich zurück, atmen ein paar Mal tief ein und aus, danach wieder locker lassen. Nach Tagesverfassung öfters wiederholen, auch mit dem anderen Bein überschlagen.

Kopf

Legen Sie alle zehn Fingerspitzen rechts und links vom Scheitel an. Ihren Oberkörper halten Sie aufrecht und die Schultern fließen entspannt Richtung Hosenbund. Beginnen Sie Ihre Kopfhaut mit kreisenden Bewegungen zu massieren. Dabei die Druckintensität während der Massage ändern. Führen Sie die Massage mit so viel Druck aus, wie Sie das als angenehm empfinden.

Danach mit sanftem Klopfen, von hinten nach vorne und dann von oben zur Seite nach unten, den Kopf und die Kopfhaut verwöhnen.

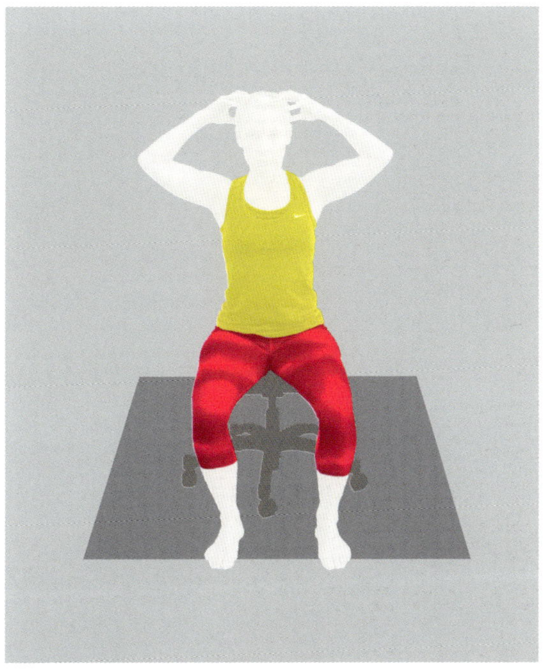

Schläfen

Legen Sie Ihren Zeige- und Mittelfinger an die Schläfen und führen Sie kleine kreisende Bewegungen aus. Halten Sie dabei Ihren Hals- und Nackenbereich locker. Mit geschlossenen Augen toppen Sie diese Entspannung noch! Sie können die positive Wirkung dieser Massage mit ätherischen Ölen verstärken. Hierzu vor Massagebeginn jeweils einen Tropfen Ihres Lieblingsöls unverdünnt auf den Mittelfinger geben. Vorsicht, jetzt nicht mehr mit den Fingern in die Augen fassen! Kamille oder Lavendel beruhigen und entspannen. Für den Gute-Laune-Kick sorgen z. B. das frische Zitronengras oder Orange. Bei Kopfschmerzen kann Minzöl hilfreich sein.

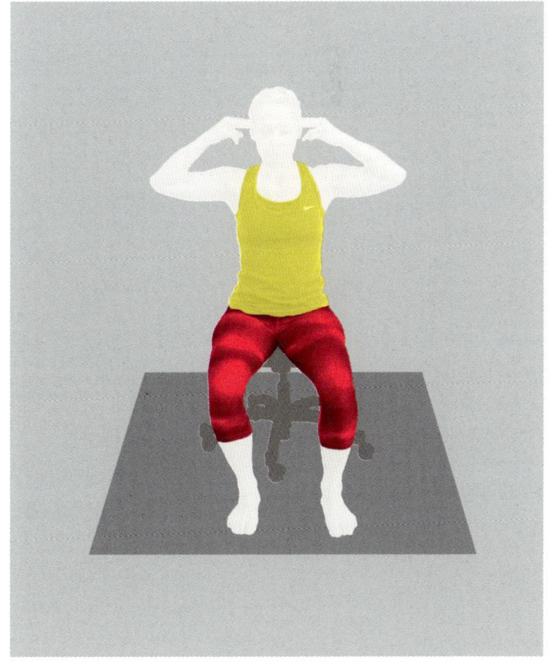

Innerer Reiz

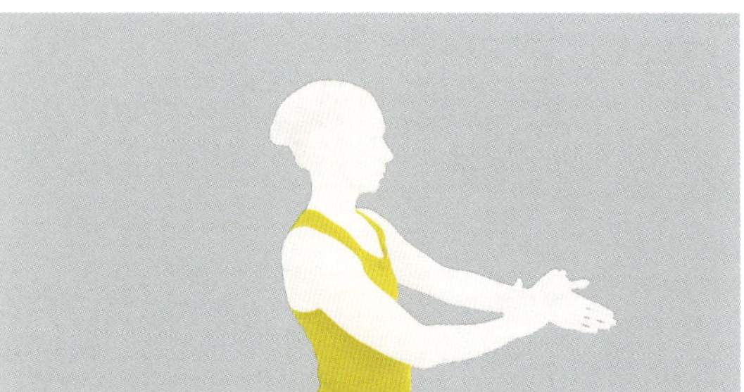

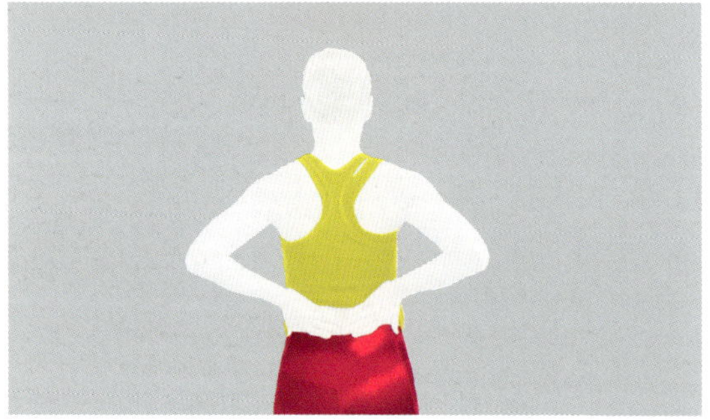

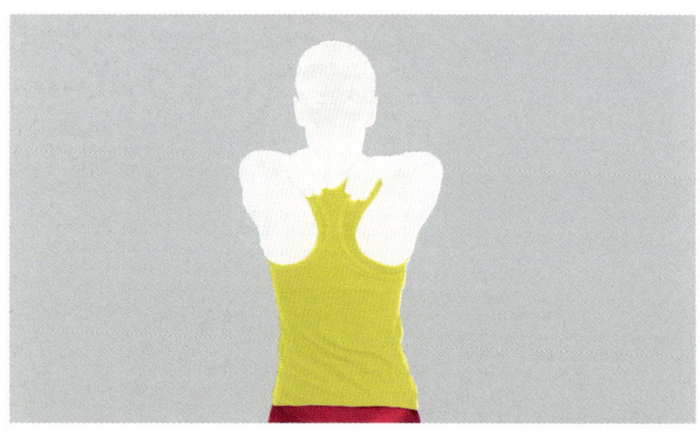

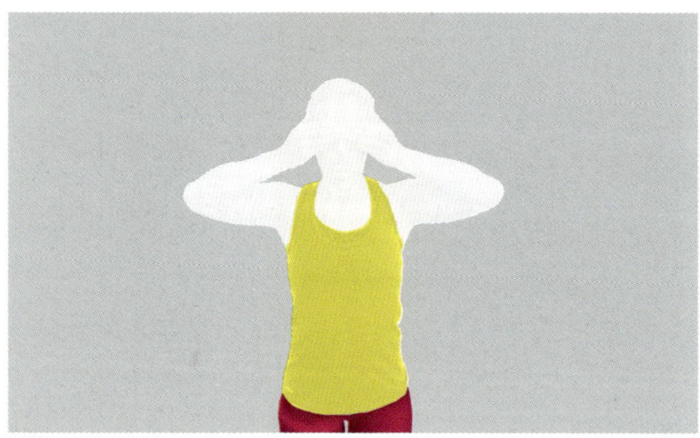

Diese Übung können Sie im Sitzen oder Stehen durchführen. Als Erstes reiben Sie Ihre Hände fest aneinander, bis sie sich richtig schön warm, schon fast heiß anfühlen. Nun legen Sie die warmen Hände in den Lendenwirbelsäulenbereich (dort, wo Becken und Wirbelsäule zusammenkommen). Sie spüren die Wärme der Hände, wie sie übergeht auf diesen Körperbereich und massieren sanft an dieser Stelle die Wärme ein. Wieder die Hände reiben und aufheizen. Als Nächstes legen Sie die warmen Hände auf den Schulter- und Nackenbereich und massieren dort die Wärme ein. Ein letztes Mal die Hände durch Zusammenreiben aufwärmen. Die Augen schließen, die Finger auf die Augendeckel legen. Die Wärme bewusst aufnehmen. Wenn die Wärme langsam nachlässt, streichen Sie mit Ihren Mittelfingern und leichtem Druck von innen nach außen über die Augenbraue bis zum Haaransatz. Langsam die Augen öffnen, alles etwas lockern und einfach wohlfühlen. Die Übung entfaltet nur dann ihre volle Wirkung, wenn Sie die warmen Hände direkt auf die Haut legen. Lassen Sie sich bei dieser Übung Zeit und genießen Sie das wohlige, angenehme Gefühl.

Diese Übungen können Sie im Sitzen oder Stehen durchführen. Bei langer Tätigkeit am Bildschirm ermüden die Augen oft. Es kommt zu gereizten und roten Augen. Mit den folgenden beiden Übungen schärfen Sie wieder Ihren Blick und gönnen Ihren Augen aktive Entspannung.

Scharfstellen

Setzen oder stellen Sie sich so, dass Sie Ihren Blick möglichst aus den Fenster werfen können. Strecken Sie einen Zeigefinger lang und halten Sie ihn ca. 40 Zentimeter vor Ihrem Gesicht. Nun versuchen Sie, immer im Wechsel Ihren Blick auf die Ferne und dann wieder auf den Finger einzustellen.

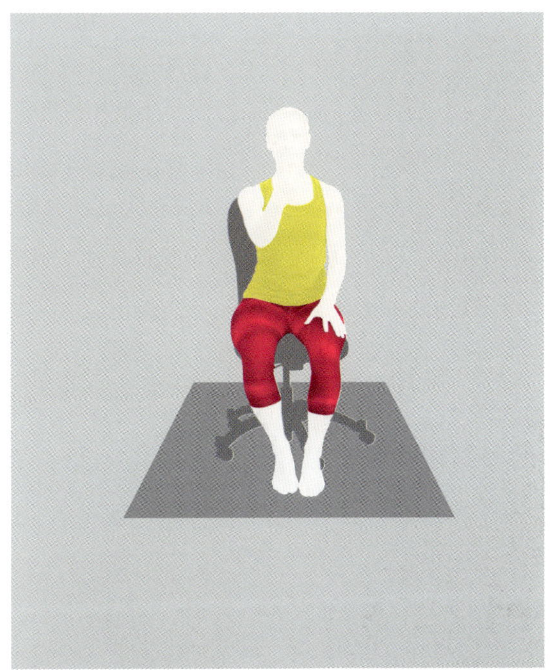

Wandern

Ausgangspunkt ist der Blick auf den Zeigefinger. Wandern Sie jetzt mit Ihrem gestreckten Zeigefinger langsam nach rechts-oben. Ihr Blick folgt dem Zeigefinger, ohne dass Sie den Kopf bewegen. Führen Sie die Zeigefingerbewegungen in alle Richtungen, nach rechts-unten, nach links-oben, nur nach unten etc. aus. Ausschließlich mit den Augen dem Zeigefinger folgen. Als letzte Position wieder Blick geradeaus auf den Finger, die Augen schließen, den Finger aus dem Blickfeld nehmen und die Augen wieder öffnen.

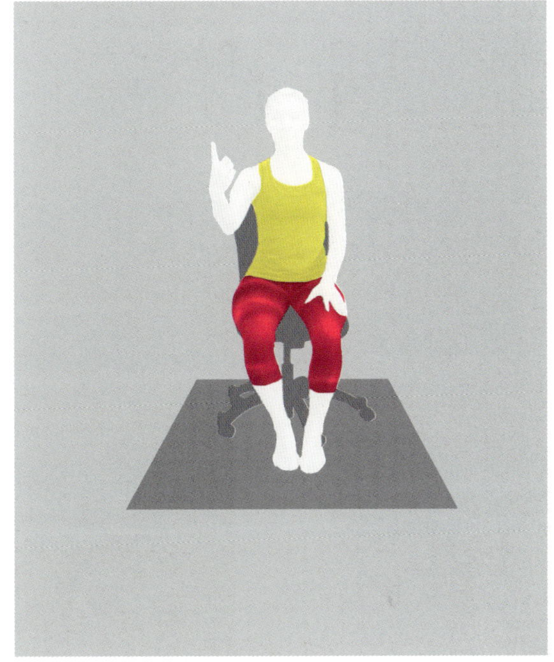

Vital & aktiv in jedem Beruf

Die Vorschläge auf den beiden folgenden Seiten können Sie ergänzend zu den Trainingsplänen durchführen.
Überlegen Sie, welche Beschreibung am besten zu Ihrer Tätigkeit passt und führen Sie die Übungen je nach Bedarf in der Arbeit bzw. daheim aus. Es müssen nicht alle aufgeführten Übungen sein und auch nicht in der aufgeführten Reihenfolge. Sie werden aber merken, wie gut Ihnen die zusätzlichen Übungseinheiten tun.

Viel stehen und gehen z. B. Friseure, Verkäufer	**Tragen, halten, Fingerarbeit** z. B. Kellner
Kreisel, S. 28	Tigerkrallen, S. 32
Point & Flex, S. 29	Fächer, S. 33
Greif zu, S. 30	Kippen, S. 34
Raupe, S. 31	Schmetterling, S. 35
Wade, S. 108	Kopfkreisen, S. 13
Schienbeinmuskel, S. 109	
Krabbe, S. 99	

Viel sitzen z. B. Büroarbeiter ...	**Schwer heben** z. B. Pflegeberufe, Produktion ...
Point & Flex, S. 29	Öffner, S. 100
Greif zu, S. 30	Strecker, S. 101
Raupe, S. 31	Welle, S. 21
Welle, S. 21	Katze, S. 23
Goldfisch, S. 22	

Konzentration
alle Berufssparten ...

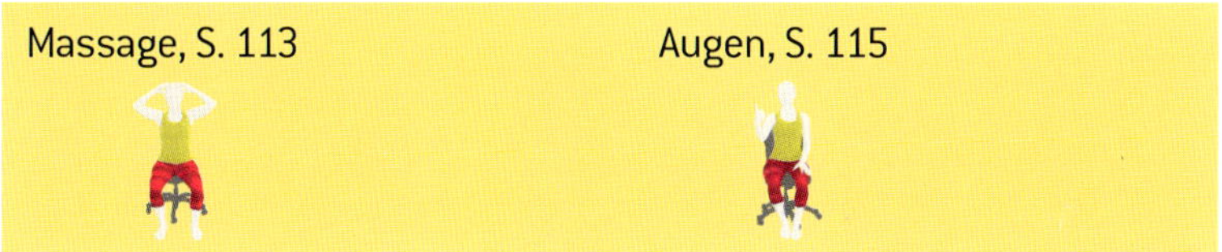

Massage, S. 113	Augen, S. 115

4-Wochen-Programm Start-up
Level I

Hier starten Sie durch

Mit dem Start-up-Programm wird es Ihnen leichtfallen, mit Ihrem Training zu beginnen und die verschiedenen Übungen in Ihren Alltag und Ihr Berufsleben einfließen zu lassen.

Das Programm ist so aufgebaut, dass Sie alle Übungen mit dem Level I innerhalb des 4-Wochen-Plans kennenlernen. Unabhängig davon, ob Sie schon trainiert sind oder Trainingseinsteiger, mit dem Start-up-Programm liegen Sie auf alle Fälle richtig, und ich empfehle Ihnen, diese Stufe auch nicht zu überspringen, sie bedeutet eine wichtige Grundlage für alle weiteren Übungen.

Der Plan beinhaltet an einem Trainingstag verschiedene Teilaktivitäten aus den Bereichen Lockerung/Mobilisation, Entspannung über Kräftigung, Dehnung bis hin zu Stabilität und Balance.

In den ersten Wochen starten Sie mit 2 Sätzen zu 10 Wiederholungen (2 x 10) pro Übung. Sie führen die Übung zehn Mal durch, machen eine kurze Pause und starten eine zweite Runde mit der gleichen Übung, mit erneut zehn Wiederholungen. Danach wechseln Sie zur nächsten Übung.

Nachdem sich Ihre Muskulatur an das neue Training und die neuen Übungen etwas gewöhnt hat, wird bei Einheiten, die Sie schon einmal vorher gemacht haben, die Wiederholungszahl auf zwölf erhöht.

Die vier Wochen sind in der Übungszusammenstellung nicht in jeder Woche genau gleich. Sie sollen dadurch die verschiedensten Bewegungsabläufe und die Vielfalt an Übungen kennenlernen, sodass Sie sich später nur noch auf Ihr eigentliches Training konzentrieren können.

Sollten Ihnen die Wiederholungszahlen dennoch zu hoch sein, dann reduzieren Sie die Wiederholungen, z.B. auf 2 x 8 oder 2 x 10, bleiben Sie aber bei den zwei Sätzen.

Nach Ihrem ersten Monat können Sie das Programm selbstverständlich nochmals wiederholen. Sie werden deutlich spüren, wie unterschiedlich es sich anfühlt im Gegensatz zu Ihrem Trainingsstart vor vier Wochen.

Bei allen weiteren Durchgängen können Sie z.B. die Wiederholungszahl auf 2 x 12 bzw. 2 x 15 erhöhen. Dadurch fordern Sie Ihren Körper erneut trotz gleichen Programms.

Schon nach kurzer Zeit werden Sie merken, wie lohnend es war, sich mit Thema Fitness am Arbeitsplatz/Fit@Work zu beschäftigen. Ihre einzelnen Körperregionen werden Ihnen mit mehr Energie und weniger Verspannungen eine positive Rückmeldung geben!

Heikos Coaching-Tipp

Machen Sie sich bewusst, dass es in erster Linie darum geht, dass Sie sich mit den Übungen dauerhaft besser fühlen. Fit@Work ist nicht dafür gedacht, dass Sie viele Kilos verlieren (das Wohlfühlgewicht zählt!), sondern vielmehr geht es um Entspannung, körperliche Vitalität sowie mentale Balance – und diese langfristig zu verbessern und zu stabilisieren.

Deshalb setzen Sie Ihr Ziel am Anfang nicht zu hoch.

Übertreiben Sie es am Anfang nicht mit dem Training! Gerade zu Beginn, mit den eigenen guten Vorsätzen, ist man oft hochmotiviert und überschätzt sich selbst. Die Folge ist ein starker Muskelkater von ungewohnten Übungen, der Sie evtl. dazu zwingt, zu pausieren oder Ihnen die Lust am weiteren Training nimmt. Trainieren Sie nach dem vorgegebenen Trainingsprogramm mit den angegebenen Wiederholungen – und Spaß sowie Erfolg werden Ihnen sicher sein!

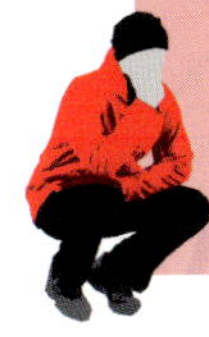

An dieser Stelle können Sie sich notieren, welches Ziel Sie nach dem 4-Wochen-Programm Start-up erreichen möchten.

....

....

....

....

....

....

....

....

....

....

....

....

....

....

4-Wochen-Programm Start-up

Woche 1

Tag 1	Tag 2	Tag 3	Tag 4	Tag 5	Tag 6	Tag 7
Flieger S. 38 h 2 x 10	Gerader Shaper S. 62 h 2 x 10	Flamingo S. 86 hw 20 x	Außenschenkel S. 78 h je Seite 2 x 10	Innenschenkel S. 82 h 2 x 10 je Seite	Beinpendel S. 89 hw 30 Sekunden je Seite	
Baum umarmen S. 94 h, w 30 Sekunden	Gummiband S. 102 h 30 Sekunden	Schaukel S. 24 hw 20 x	Oberschenkel außen S. 106 h 30 Sekunden je Seite	Oberschenkel innen S. 107 h 30 Sekunden	Waage S. 17 hw 20 x	
Baby schaukeln S. 16 w 20 x	Kopfnicker S. 10 w 10 x	Kreisen S. 14 w 20 x	Relax–Arme nach oben S. 112 w 10 x	Innerer Reiz S. 114 w 1 x	Raum schaffen S. 18 hw 20 x	

4-Wochen-Programm Start-up

Woche 2

Tag 1	Tag 2	Tag 3	Tag 4	Tag 5	Tag 6	Tag 7
Schwimmen S. 42 h 30 Sekunden	Seitlicher Shaper S. 70 h 2 x 10	Storch S. 87 hw 10 x je Seite	Squats S. 74 h 2 x 10	Rumpfheber S. 46 h 2 x 10	Reverse Crunches S. 66 h 2 x 10	Sauna oder Massage
Muschel S. 98 h 30 Sekunden	Halbmond S. 103 h 30 Sekunden je Seite	Heben-Senken S. 15 w 15 x	Oberschenkel vorne S. 104 h 30 Sekunden je Seite	Katzenbuckel S. 97 h 30 Sekunden	Gummiband S. 102 h 30 Sekunden	
Kreisel S. 26 w 10 x je Richtung	Kopfdreher S. 8 w 10 x	Fernost S. 19 w 20 x	Oberschenkel hinten S. 105 h 30 Sekunden je Seite	Rückbeuge S. 20 w 15 x	Pendel S. 25 w 20 x	

4-Wochen-Programm Start-up

Woche 3

Tag 1	Tag 2	Tag 3	Tag 4	Tag 5	Tag 6	Tag 7
Diagonale S. 50 h 2 x 10	Gerader Bauchshaper S. 62 h 2 x 12	Flamingo S. 86 hw 20 x	Außenschenkel S. 78 h 2 x 12 je Seite	Innenschenkel S. 82 h 2 x 12 je Seite	Stern S. 91 hw 30 Sekunden je Seite	Spaziergang 30 Minunten mindestens
Kutschersitz S. 96 h 30 Sekunden	Gummiband S. 102 h 30 Sekunden	Schaukel S. 24 w 20 x	Oberschenkel außen S. 106 h 30 Sekunden je Seite	Oberschenkel innen S. 107 h 30 Sekunden	Kreisen S. 14 hw 20 x	
Welle S. 21 h 10 x	Kopfpendel S. 11 w 10 x	Kreisen S. 14 w 20 x	Relax–Zurücklehnen S. 112 w	Auf den Boden kommen S. 110 w	Achterkreise S. 27 hw 10 x je Seite und Richtung	

4-Wochen-Programm Start-up

Woche 4

Tag 1	Tag 2	Tag 3	Tag 4	Tag 5	Tag 6	Tag 7
Ballheber S. 54 hm 2 x 10	Seitlicher Shaper S. 70 h 2 x 12	Storch S. 87 hw 10 x je Seite	Squats S. 74 w 2 x 12	Holzhacker S. 58 hw 30 Sekunden	Reverse Crunches S. 66 h 2 x 12	Schwimmen, Radfahren oder Laufen
Verbeugung S. 95 hw 30 Sekunden	Halbmond S. 103 h 30 Sekunden je Seite	Heben-Senken S. 15 w 15 x	Oberschenkel vorne S. 104 h 30 Sekunden je Seite	Baum umarmen S. 94 hw 30 Sekunden	Gummiband S. 102 h 30 Sekunden	
Kreisel S. 26 w 10 x je Richtung	Kopfdreher S. 8 w 10 x	Fernost S. 19 20 x	Oberschenkel hinten S. 105 h 30 Sekunden je Seite	Baby schaukeln S. 16 hw 20 x	Pendel S. 25 w 20 x	

Steigern Sie weiter Ihre Vitalität

Dieses Programm ist das perfekte Aufbauprogramm zu dem vorherigen Start-up-Programm. Genau richtig, um auf dieser soliden Grundlage dem Körper neue Reize und Impulse zu geben. Denn, nur wenn der Körper immer wieder mit anderen Bewegungsmustern und Übungen konfrontiert wird, kann er aufbauend reagieren – und eine positive körperliche und mentale Veränderung wird stattfinden.

Auch in diesem 4-Wochen-Plan sind Übungen zusammengestellt, die nicht nur kräftigen, sondern auch dehnen, mobilisieren, lockern, entspannen und die Haltung und Balance verbessern. Tagtäglich erhalten Sie eine sinnvolle Auswahl aus mindestens zwei der genannten Bereiche.

In den ersten Wochen starten Sie mit den neuen Kräftigungsübungen aus Level II, mit jeweils 2 Sätzen zu 10 Wiederholungen (2 x 10) pro Übung. Sie führen die Übung zehn Mal durch, machen eine kurze Pause und starten eine zweite Runde mit der gleichen Übung, mit erneut zehn Wiederholungen. Danach wechseln Sie zur nächsten Übung.

Nachdem sich Ihre Muskulatur an das veränderte Training und die Übungen etwas gewöhnt hat, wird bei Lektionen, die Sie schon einmal gemacht haben, die Wiederholungszahl auf zwölf erhöht. Durch die Veränderung der Übungen und deren Zusammenstellung verändert sich auch die Leistungsbereitschaft Ihres Körpers.

Die vier Wochen sind in der Übungszusammenstellung nicht in jeder Woche genau gleich. Sie sollen dadurch die verschiedensten Bewegungsabläufe und die Vielfalt an Übungen kennenlernen, sodass Sie sich später nur noch auf Ihr eigentliches Training konzentrieren können. Bei der Übungsauswahl wurden nur Übungen ausgewählt, die dem Level II, also der Aufbaustufe vom Start-up-Programm, entsprechen.

Mit den etwas schwierigeren Kräftigungsübungen setzen Sie einen neuen Trainingsreiz. Sollten Ihnen die Wiederholungszahlen zu hoch sein, dann reduzieren Sie die Wiederholungen z. B. auf 2 x 8 oder 2 x 10, bleiben Sie aber bei den zwei Sätzen. Haben Sie trotzdem das Gefühl, dass das Programm im Augenblick noch zu schwierig für Sie ist, zögern Sie nicht, zum Start-up-Programm zurückzukehren.

Nach dem ersten Monat können Sie das Programm selbstverständlich wiederholen.

Bei allen weiteren Durchgängen können Sie z.B. die Wiederholungszahl auf 2 x 12 oder sogar auf 2 x 15 erhöhen. Dadurch fordern Sie Ihren Körper erneut trotz gleichen Programms.

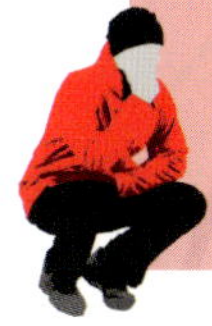

Heikos Coaching-Tipp

Manchmal wird Ihnen die eine oder andere Übung schwerfallen, andere wiederum wesentlich leichter. Nehmen Sie die Herausforderung an und stellen Sie sich ihr. Greifen Sie nicht aus Bequemlichkeit auf die leichtere Übung zurück. Denn bei den Übungen, bei denen Sie sich schwertun, liegt in aller Regel ein Defizit vor, welches ausgeglichen werden sollte, und die schwierige Übung führt es Ihnen sozusagen direkt vor Augen. Machen Sie sich bewusst und seien Sie stolz, wenn Ihnen eine schwierige Übung, die anfänglich nicht klappte, nach mehrmaligem Training leichter fällt. Genießen Sie Ihren Sieg und Ihr eisernes Durchhaltevermögen!

An dieser Stelle können Sie sich notieren, welches Ziel Sie nach dem 4-Wochen-Programm Middle Section erreichen möchten.

....

....

....

....

....

....

....

....

....

....

....

....

....

....

....

....

4-Wochen-Programm Middle Section

Woche 1

Tag 1	Tag 2	Tag 3	Tag 4	Tag 5	Tag 6	Tag 7
Flieger S. 39 h 2 x 10	Gerader Shaper S. 63 h 2 x 10	Baum S. 90 hw 30 Sekunden je Seite	Außenschenkel S. 79 h je Seite 2 x 10	Innenschenkel S. 83 h 2 x 10 je Seite und Richtung	Beinpendel S. 89 hw 30 Sekunden je Seite	Sauna oder Massage
Baum umarmen S. 94 h, w 30 Sekunden	Gummiband S. 102 h 30 Sekunden	Schaukel S. 24 hw 20 x	Oberschenkel außen S. 106 h 30 Sekunden je Seite	Oberschenkel innen S. 107 h 30 Sekunden	Waage S. 17 hw 20 x	
Baby schaukeln S. 16 w 20 x	Kopfnicker S. 10 w 10 x	Kreisen S. 14 w 20 x	Relax–Arme nach oben S. 112 w 10 x	Innerer Reiz S. 114 w 1 x	Raum schaffen S. 18 hw 20 x	

4-Wochen-Programm Middle Section

Woche 2

Tag 1	Tag 2	Tag 3	Tag 4	Tag 5	Tag 6	Tag 7
Schwimmen S. 43 h 30 Sekunden	Seitlicher Shaper S. 71 h 2 x 10	Storch S. 87 hw 10 x je Seite	Squats S. 75 h 2 x 10	Rumpfheber S. 47 h 2 x 10	Reverse Crunches S. 67 h 2 x 10	Spaziergang
Muschel S. 98 h 30 Sekunden	Halbmond S. 103 h 30 Sekunden je Seite	Heben-Senken S. 15 w 15 x	Oberschenkel vorne S. 104 h 30 Sekunden je Seite	Katzenbuckel S. 97 h 30 Sekunden	Gummiband S. 102 h 30 Sekunden	
Kreisel S. 26 w 10 x je Richtung	Kopfdreher S. 8 w 10 x	Fernost S. 19 w 20 x	Oberschenkel hinten S. 105 h 30 Sekunden je Seite	Rückbeuge S. 20 w 15 x	Pendel S. 25 w 20 x	

4-Wochen-Programm Middle Section

Woche 3

Tag 1	Tag 2	Tag 3	Tag 4	Tag 5	Tag 6	Tag 7
Diagonale S. 51 h 2 x 10	Gerader Bauchshaper S. 63 h 2 x 12	Flamingo S. 86 hw 20 x	Außenschenkel S. 79 h 2 x 12 je Seite	Innenschenkel S. 83 h 2 x 12 je Seite	Rechts & Links S. 36 hw 30 Sekunden je Seite	Spaziergang 30 Minunten mindestens
Kutschersitz S. 96 h 30 Sekunden	Gummiband S. 102 h 30 Sekunden	Schaukel S. 24 w 20 x	Oberschenkel außen S. 106 h 30 Sekunden je Seite	Oberschenkel innen S. 107 h 30 Sekunden	Schieflage S. 92 hw 30 Sekunden je Seite	
Welle S. 21 h 10 x	Kopfpendel S. 11 w 10 x	Kreisen S. 14 w 20 x	Relax-Zurücklehnen S. 112 w	Baum im Wind S. 110 hw	Achterkreise S. 27 hw 10 x je Seite und Richtung	

4-Wochen-Programm Middle Section

Woche 4

Tag 1	Tag 2	Tag 3	Tag 4	Tag 5	Tag 6	Tag 7
Ballheber S. 55 hm 2 x 10	Seitlicher Shaper S. 71 h 2 x 12	Storch S. 87 hw 10 x je Seite	Squats S. 75 h 2 x 12	Holzhacker S. 59 h 30 Sekunden	Reverse Crunches S. 67 h 2 x 10	Schwimmen, Radfahren oder Laufen
Verbeugung S. 95 hw 30 Sekunden	Halbmond S. 103 h 30 Sekunden je Seite	Heben-Senken S. 15 w 15 x	Oberschenkel vorne S. 104 h 30 Sekunden je Seite	Baum umarmen S. 94 hw 30 Sekunden	Gummiband S. 102 h 30 Sekunden	
Kreisel S. 26 w 10 x je Richtung	Kopfseitneigen S. 9 w 10 x	Fernost S. 19 w 20 x	Oberschenkel hinten S. 105 h 30 Sekunden je Seite	Baby schaukeln S. 16 hw 20 x	Pendel S. 25 w 20 x	

Nach der Pflicht nun die Kür

Dieses Programm ist perfekt abgestimmt auf die vorherigen Programme Start-up und Middle Section und baut auf die Übungen, die Sie vorher kennengelernt haben, systematisch auf.

Weitere Varianten zu den bekannten Übungen bringen Abwechslung beim täglichen Üben und erhöhen damit auch den Trainingsreiz, um effektive Fortschritte mit Fit@Work zu erzielen.

In den ersten Wochen trainieren Sie in der Regel mit 2 Sätzen zu 10 Wiederholungen (2 x 10) pro Übung. Sie führen die Übung zehn Mal durch, machen eine kurze Pause und starten eine zweite Runde mit der gleichen Übung, mit erneut zehn Wiederholungen. Danach wechseln Sie zur nächsten Übung.
Das Programm beinhaltet hauptsächlich Kräftigungsübungen aus dem Level III.

Die vier Wochen sind in der Übungszusammenstellung nicht in jeder Woche genau gleich. Sie sollen dadurch die verschiedensten Bewegungsabläufe und die Vielfalt an Übungen kennenlernen, sodass Sie sich später nur noch auf Ihr eigentliches Training konzentrieren können.

Für dieses Programm wurden nur Übungen ausgewählt, die dem Level III entsprechen, also der Aufbaustufe der vorherigen Programme. So ist gewährleistet, dass Sie mit der Grundausführung der Übungen aus den vorangegangenen Plänen schon vertraut sind und Sie die erhöhte Anforderung nicht überlastet.

Sollten Ihnen die Wiederholungszahlen dennoch zu hoch sein, dann reduzieren Sie die Wiederholungen z.B. auf 2 x 8 oder 2 x 10, bleiben Sie aber bei den zwei Sätzen. Haben Sie trotzdem das Gefühl, dass das Programm im Augenblick noch zu schwierig für Sie ist, zögern Sie nicht, zum vorherigen Programm Middle Section zurückzukehren.

Nachdem Sie Ihren ersten Monat mit diesem Programm absolviert haben, können Sie den Plan selbstverständlich wiederholen. Sie werden deutlich spüren, wie unterschiedlich sich das Training im Gegensatz zu Ihrem ersten Durchlauf vor vier Wochen anfühlt.

Bei allen weiteren Durchgängen können Sie z. B. die Wiederholungszahl auf 2 x 12 erhöhen oder drei statt zwei Sätze machen, z. B. 3 x 10. Dadurch fordern Sie Ihren Körper erneut trotz gleichen Programms.

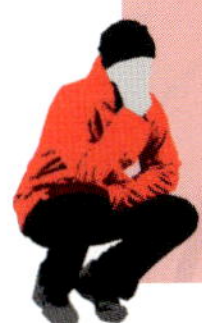

Heikos Coaching-Tipp

Fit@Work möchte Ihnen hilfreiche Tipps geben, um mit Stress und körperlichen Anstrengungen besser umgehen zu können. Es geht nicht in erster Linie darum, das Pensum an Wiederholungen zu 100 Prozent zu absolvieren. Gehen Sie nicht zu hart mit sich ins Gericht, wenn mal die eine oder andere Übung nicht gleich funktioniert, oder Sie die Wiederholungszahlen nicht schaffen. Sehen Sie es mit Humor und verlieren Sie nie den Spaß an Bewegung und Fitness. Oft liegt es nur an der jeweiligen Tagesform. Am nächsten Tag läuft es dann schon wieder viel besser. Gönnen Sie sich auch bei einem nicht ganz geglückten Trainingstag ein kleines Trostpflaster nach Wahl!

An dieser Stelle können Sie sich notieren, welches Ziel Sie nach dem 4-Wochen-Programm Advanced erreichen möchten.

....

....

....

....

....

....

....

....

....

....

....

....

....

....

....

....

4-Wochen-Programm Advanced

Woche 1

Tag 1	Tag 2	Tag 3	Tag 4	Tag 5	Tag 6	Tag 7
Flieger S. 40 h 2 x 10	Gerader Shaper S. 64 h 2 x 10	Baum S. 90 hw 30 Sekunden je Seite	Außenschenkel S. 80 h je Seite 2 x 10	Innenschenkel S. 84 h 2 x 10 je Seite und Richtung	Beinpendel S. 89 hw 30 Sekunden je Seite	Schwimmen, Radfahren oder Laufen
Baum umarmen S. 94 h, w 30 Sekunden	Gummiband S. 102 h 30 Sekunden	Schaukel S. 24 hw 20 x	Oberschenkel außen S. 106 h 30 Sekunden je Seite	Oberschenkel innen S. 107 h 30 Sekunden	Waage S. 17 hw 20 x	
Baby schaukeln S. 16 w 20 x	Kopfnicker S. 10 w 10 x	Kreisen S. 14 w 20 x	Relax–Arme nach oben S. 112 w 10 x	Innerer Reiz S. 114 w 1 x	Raum schaffen S. 18 hw 20 x	

4-Wochen-Programm Advanced

Woche 2

Tag 1	Tag 2	Tag 3	Tag 4	Tag 5	Tag 6	Tag 7
Schwimmen S. 43 h 30 Sekunden	Seitlicher Shaper S. 71 h 2 x 10	Vorne & Hinten S. 37 hw 10 x je Seite	Squats S. 76 h 2 x 10	Rumpfheber S. 48 h 2 x 10	Reverse Crunches S. 68 h 2 x 10	Spaziergang
Muschel S. 98 h 30 Sekunden	Halbmond S. 103 h 30 Sekunden je Seite	Nackenstretch S. 93 hw 15 x	Oberschenkel vorne S. 104 h 30 Sekunden je Seite	Katzenbuckel S. 97 h 30 Sekunden	Gummiband S. 102 h 30 Sekunden	
Kreisel S. 26 w 10 x je Richtung	Kopfdreher S. 8 w 10 x	Fernost S. 19 w 20 x	Oberschenkel hinten S. 105 h 30 Sekunden je Seite	Rückbeuge S. 20 w 15 x	Pendel S. 25 w 20 x	

4-Wochen-Programm Advanced

Woche 3

Tag 1	Tag 2	Tag 3	Tag 4	Tag 5	Tag 6	Tag 7
Diagonale S. 52 h 2 x 10	Gerader Bauchshaper S. 64 h 2 x 12	Adler S. 88 h 30 Sekunden halten je Seite	Außenschenkel S. 80 h 2 x 12 je Seite	Innenschenkel S. 84 h 2 x 12 je Seite	Stern S. 91 hw 30 Sekunden je Seite	Schwimmen, Radfahren oder Laufen
Kutschersitz S. 96 h 30 Sekunden	Gummiband S. 102 h 30 Sekunden	Schaukel S. 24 w 20 x	Oberschenkel außen S. 106 h 30 Sekunden je Seite	Oberschenkel innen S. 107 h 30 Sekunden	Kreisen S. 14 hw 20 x	
Welle S. 21 h 10 x	Kopfpendel S. 11 w 10 x	Kreisen S. 14 w 20 x	Relax-Zurücklehnen S. 112 w	Baum im Wind S. 110 hw	Achterkreise S. 27 hw 10 x je Seite und Richtung	

4-Wochen-Programm Advanced

Tag 1	Tag 2	Tag 3	Tag 4	Tag 5	Tag 6	Tag 7
Ballheber S. 56 hm 2 x 10	Seitlicher Shaper S. 72 h 2 x 12	Adler S. 88 h 30 Sekunden je Seite	Squats S. 76 h 2 x 12	Holzhacker S. 60 h 30 Sekunden	Reverse Crunches S. 68 h 2 x 10	Sauna oder Massage
Verbeugung S. 95 hw 30 Sekunden	Halbmond S. 103 h 30 Sekunden je Seite	Heben-Senken S. 15 w 15 x	Oberschenkel vorne S. 104 h 30 Sekunden je Seite	Baum umarmen S. 94 hw 30 Sekunden	Gummiband S. 102 h 30 Sekunden	
Kreisel S. 26 w 10 x je Richtung	Kopfseitneigen S. 9 w 10 x	Fernost S. 19 w 20 x	Oberschenkel hinten S. 105 h 30 Sekunden je Seite	Baby schaukeln S. 16 hw 20 x	Pendel S. 25 w 20 x	

Neue Herausforderungen

Sie waren die letzten Wochen und Monate fleißig und haben mit den anderen Programmen einen soliden Grundstock an Kraft und Beweglichkeit aufgebaut! Dann ist es an der Zeit, dass Sie weitere Übungsalternativen kennenlernen, damit Sie weiterhin Spaß an Ihrem täglichen Training haben.

Das 4-Wochen-Programm Alternativen beinhaltet alle Alternativen, die Sie in diesem Buch finden können. Mit diesem Programm können Sie alles noch mal neu entdecken und sich neue Motivation holen. Bevor Sie allerdings diesen Plan angehen, sollten Sie die drei vorherigen Pläne aus der Praxis gut kennen.

Trainiert, gedehnt und mobilisiert werden jede Woche die wichtigste Muskulatur und diejenigen Gelenke, die Sie im Arbeitsalltag hauptsächlich beanspruchen. In jeder Woche können Sie neue Übungen entdecken, in immer leicht abgeänderter Reihenfolge und Form, damit keine Langeweile aufkommt.

Natürlich können Sie, Ihrem aktuellen Fitness-Stand entsprechend, bei den Sätzen und Wiederholungen variieren. Anstatt der empfohlenen 2 x 10 sind ebenso 3 x 10 oder 2 x 12 sinnvoll. Dies ist selbstverständlich auch davon abhängig, wie viel Zeit Sie für sich und Ihr Training investieren möchten.

Heikos Coaching-Tipp

Vielleicht haben Sie sich mit den bisherigen Übungen schon so gut angefreundet, dass Sie Routine hatten und genau wussten, wie was geht. Jetzt stehen Sie mit den Alternativen vielleicht wieder dort, wo Sie angefangen haben. Vieles ist neu, vieles schwierig! Eine neue Herausforderung, aber auch Änderung und Bereicherung! Der Mensch ist ein Gewohnheitstier und den meisten passen Veränderungen überhaupt nicht, dabei haben Veränderungen einen positiven Aspekt. Es kommt nur darauf an, von welchem Standpunkt man sie betrachtet. Versuchen Sie, sich das bewusst zu machen – und es werden sich Türen und Wege öffnen, die Sie vorher nicht gesehen haben!

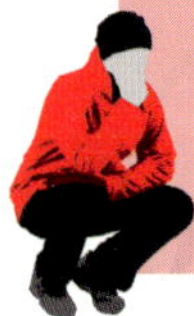

An dieser Stelle können Sie sich notieren, welches Ziel Sie nach dem 4-Wochen-Programm Alternativen erreichen möchten.

4-Wochen-Programm Alternativen

Woche 1

Tag 1	Tag 2	Tag 3	Tag 4	Tag 5	Tag 6	Tag 7
Fliegen V1 S. 45 h 30 Sekunden halten	Gerader Shaper V1 S. 69 h 2 x 10	Baum S. 90 hw 30 Sekunden je Seite	Außenschenkel V2 S. 81 hw je Seite 2 x 10	Innenschenkel V1 S. 85 h 2 x 10	Beinpendel S. 89 hw 30 Sekunden je Seite	Schwimmen, Radfahren oder Laufen
Baum umarmen S. 94 h, w 30 Sekunden	Gummiband S. 102 h 30 Sekunden	Schaukel S. 24 hw 20 x	Oberschenkel außen S. 106 h 30 Sekunden je Seite	Oberschenkel innen S. 107 h 30 Sekunden	Waage S. 17 hw 20 x	
Baby schaukeln S. 16 w 20 x	Kopfnicker S. 10 w 10 x	Kreisen S. 14 w 20 x	Relax–Arme nach oben S. 112 w 10 x	Innerer Reiz S. 114 w 1 x	Raum schaffen S. 18 hw 20 x	

4-Wochen-Programm Alternativen

Woche 2

Tag 1	Tag 2	Tag 3	Tag 4	Tag 5	Tag 6	Tag 7
Schwimmen V1 S. 44 h 2 x 30 Sekunden halten	Seitlicher Shaper V1 S. 73 h 2 x 10	Storch S. 87 hw 10 x je Seite	Squats V2 S. 77 h 2 x 10	Rumpfheber V1 S. 49 h 2 x 10	Reverse Crunches S. 69 h 2 x 10	Spaziergang 30 Minunten mindestens
Muschel S. 98 h 30 Sekunden	Halbmond S. 103 h 30 Sekunden je Seite	Heben-Senken S. 15 w 15 x	Oberschenkel vorne S. 104 h 30 Sekunden je Seite	Katzenbuckel S. 97 h 30 Sekunden	Gummiband S. 102 h 30 Sekunden	
Kreisel S. 26 w 10 x je Richtung	Kopfdreher S. 8 w 10 x	Fernost S. 19 w 20 x	Oberschenkel innen S. 105 h 30 Sekunden je Seite	Rückbeuge S. 20 w 15 x	Katze S. 23 w 20 x	

4-Wochen-Programm Alternativen

Woche 3

Tag 1	Tag 2	Tag 3	Tag 4	Tag 5	Tag 6	Tag 7
Diagonale V1 S. 53 h 2 x 10	Gerader Bauch-shaper V2 S. 65 h 2 x 12	Flamingo S. 86 hw 20 x	Außenschenkel V2 S. 81 h 2 x 12 je Seite	Innenschenkel V2 S. 85 h 2 x 12 je Seite	Stern S. 91 hw 30 Sekunden je Seite	Schwimmen, Radfahren oder Laufen
Kutschersitz S. 96 h 30 Sekunden	Gummiband S. 102 h 30 Sekunden	Schaukel S. 24 w 20 x	Oberschenkel aussen S. 106 h 30 Sekunden je Seite	Oberschenkel innen S. 107 h 30 Sekunden	Kreisen S. 14 hw 20 x	
Welle S. 21 h 10 x	Kopfpendel S. 11 w 10 x	Kreisen S. 14 w 20 x	Relax-Zurücklehnen S. 112 w	Baum im Wind S. 110 hw	Achterkreise S. 27 hw 10 x je Seite und Richtung	

4-Wochen-Programm Alternativen

Woche 4

Tag 1	Tag 2	Tag 3	Tag 4	Tag 5	Tag 6	Tag 7
Ballheber V1 S. 57 hm 2 x 10	Seitlicher Shaper V2 S. 73 h 2 x 12	Storch S. 87 h 10 x je Seite	Squats V2 S. 77 h 2 x 12	Holzhacker V1 S. 61 h 30 Sekunden	Reverse Crunches V1 S. 69 h 2 x 10	Spaziergang 30 Minunten mindestens
Verbeugung S. 95 hw 30 Sekunden	Halbmond S. 103 h 30 Sekunden je Seite	Heben-Senken S. 15 w 15 x	Oberschenkel vorne S. 104 h 30 Sekunden je Seite	Baum umarmen S. 94 hw 30 Sekunden	Gummiband S. 102 h 30 Sekunden	
Kreisel S. 26 w 10 x je Richtung	Kopfseitneigen S. 59 w 10 x	Fernost S. 19 w 20 x	Oberschenkel innen S. 105 h 30 Sekunden je Seite	Baby schaukeln S. 16 hw 20 x	Katze S. 23 w 20 x	

Register

Ebenfalls erhältlich ...

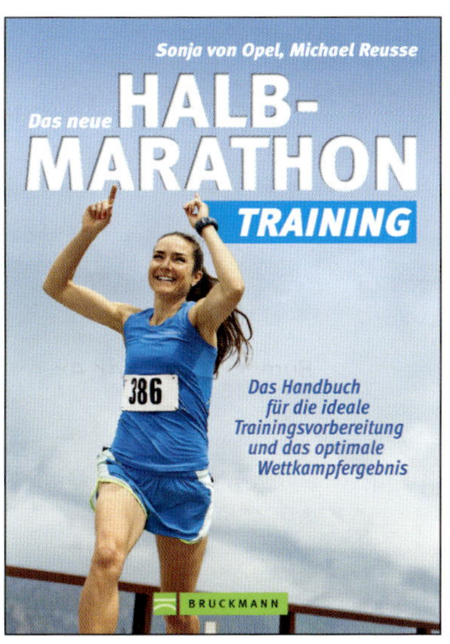

ISBN 978-3-7654-5925-2

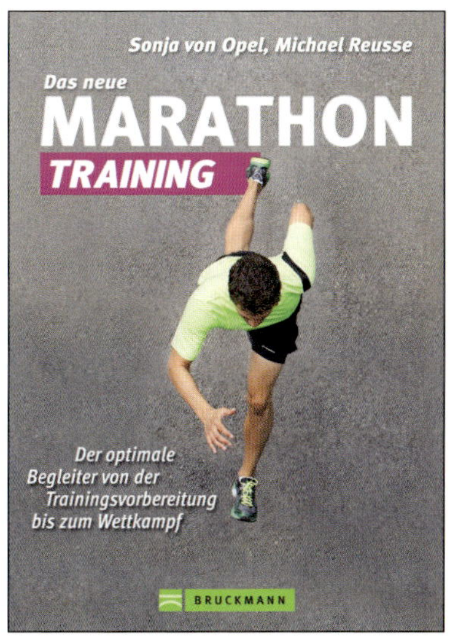

ISBN 978-3-7654-5715-9

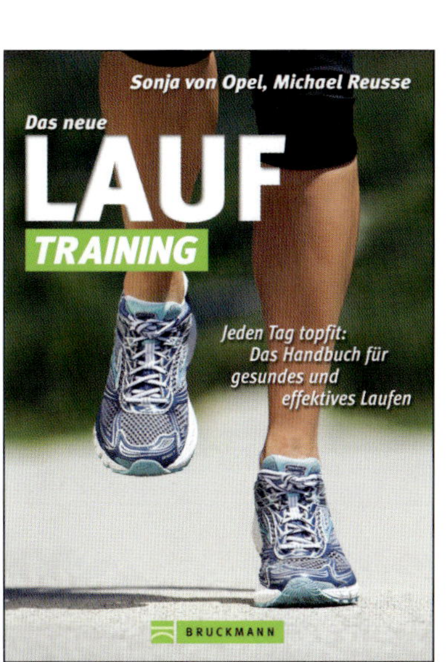

ISBN 978-3-7654-5965-8

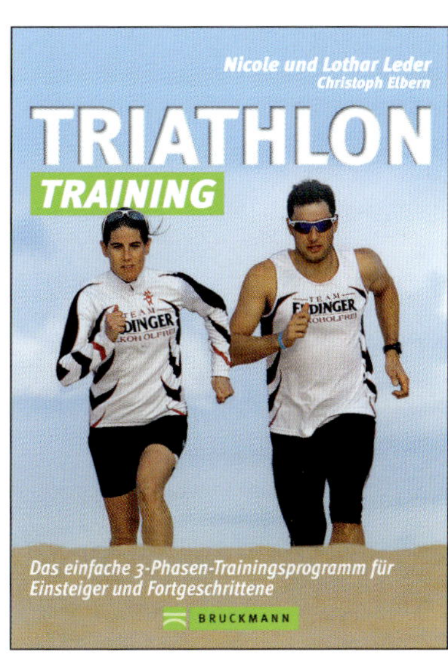

ISBN 978-3-7654-5393-9

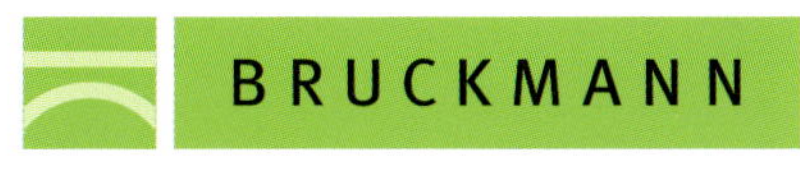

www.bruckmann.de

Der Autor

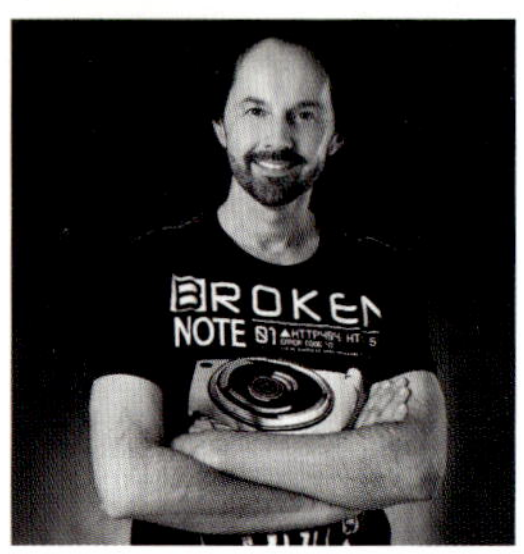

Heiko Czichoschewski ist Fitness-Experte und vielfach ausgebildeter Group-Fitness-Trainer sowie Pilates-, Aqua- und Personal Trainer. Seit über 20 Jahren arbeitet er in der Fitness- und Gesundheitsbranche. Als Gründer von »More to Move on«, einer Weiterbildungseinrichtung für Fitness-Trainer und Autor mehrerer Fachbücher und zahlreicher Zeitschriftenpublikationen setzt er auf funktionelles Training, das Fitnesstrends und etablierte Methoden verbindet. Mehr Informationen auch unter: **www.moretomoveon.com** und **www.professional-training-team.de**

Hinweis

Die Inhalte des vorliegenden Ratgebers wurden vom Autor sorgfältig recherchiert und erarbeitet. Dennoch erfolgen alle Angaben ohne Gewähr. Weder Autor noch Verlag können für eventuelle Nachteile oder Schäden, die aus den im Ratgeber vorgestellten Übungen und Informationen resultieren, eine Haftung übernehmen.

Dank

Liebe, Glaube, Hoffnung, Professionalität und Freundschaft.
Ein herzliches Dankeschön an: Carina »Rinchen« Mago und Studio 12 in München, www.studio12-munich.com

Dieses Buch ist meinem Vater gewidmet – der trotz vieler Überstunden immer für seine kleine Familie da war. Du fehlst uns!

Impressum

Verantwortlich: Beate Dreher
Redaktion: Annette Rose
Layout: Roman, Bold & Black
Repro: Repro Ludwig
Herstellung: Anna Katavic
Printed in Italy by Printer Trento

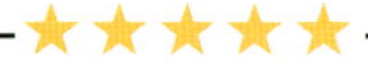

Sind Sie mit diesem Titel zufrieden? Dann würden wir uns über Ihre Weiterempfehlung freuen.
Erzählen Sie es im Freundeskreis, berichten Sie Ihrem Buchhändler, oder bewerten Sie bei Onlinekauf. Und wenn Sie Kritik, Korrekturen, Aktualisierungen haben, freuen wir uns über Ihre Nachricht an Bruckmann Verlag, Postfach 40 02 09, D-80702 München oder per E-Mail an lektorat@verlagshaus.de.

Unser komplettes Programm finden Sie unter

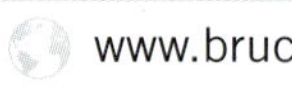

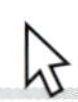

Alle Angaben dieses Werkes wurden vom Autor sorgfältig recherchiert und auf den neuesten Stand gebracht sowie vom Verlag geprüft. Für die Richtigkeit der Angaben kann jedoch keine Haftung übernommen werden, weshalb die Nutzung auf eigene Gefahr erfolgt.

Die Deutsche Nationalbibliothek verzeichnet diese Publikation in der Deutschen Nationalbibliografie; detaillierte bibliografische Daten sind im Internet über http://dnb.d-nb.de abrufbar.

ISBN 978-3-7654-8400-1